Kleidung: Ökologie & Gesundheit

Eine Betrachtung der textilen Kette von der Produktion bis zur Entsorgung

Autoren
Eva Schmidt
Bernhard Rosenkranz

Wissenschaftliche Redaktion
Hildegard Mackert

Herausgeber
Stiftung Verbraucherinstitut
Reichpietschufer 74-76
10785 Berlin
Fax 25 49 02 27

Titelbild
August Macke,
»Mit gelber Jacke«, 1913
Aquarell
44,7 x 29,5 cm
Ulmer Museum, Ulm

Gestaltung
Christian Vahldiek BÜRO, Berlin

Druck
Druckhaus am Treptower Park, Berlin
Printed in Germany 1995

ISBN 3-923798-56-3

Schutzgebühr
DM 23.-

4. Öko- und Biomoden als Garanten für gesunde Kleidung?

5. Die richtige Bekleidung für alle Wind- und Wetterlagen

6. Textilkennzeichnung und Textilüberwachung sind mangelhaft!

7. Zur Entsorgung von ausrangierten Textilien

8. Anhang

Einleitung

Jahrhundertelang war Kleidung eine Selbstverständlichkeit und sie wurde weder in gesundheitlicher noch in ökologischer Hinsicht hinterfragt. Wer »betucht« war, konnte sich einen gewissen Kleiderluxus auch mit exotischeren Fasern leisten, der Rest der Bevölkerung war zufrieden, wenn er sich gegen Kälte, Regen, Hitze oder auch Verletzungen einigermaßen schützen konnten.

Textilien waren wertvolle Gebrauchsgüter, sie wurden gepflegt und geflickt und bis zum letzten Zipfel wieder verwertet und wenn sie zum Schluß auch nur noch als Lappen taugten. Waren sie zu gar nichts mehr zu gebrauchen, dann gab meistens der Lumpensammler noch ein paar Pfennige dafür.

Die Materialien, aus denen die Textilien bestanden, waren bekannt: Leinen – seit Anfang des letzten Jahrhunderts zunehmend von Baumwolle ersetzt – für Bett-, Tisch- und Leibwäsche und für die leichtere Kleidung, Wolle für die kühlere Jahreszeit und für wertvolle Oberbekleidung. Jedermann wußte, was von diesen Fasern zu erwarten war und wie man ihren Gebrauchswert möglichst lange erhalten konnte.

Diese Situation änderte sich tiefgreifend erst nach dem zweiten Weltkrieg. Mit den synthetischen Chemiefasern und der Weiterentwicklung der Regenerate drängten die Chemiefasern auf den Markt, was ein unbegrenztes Warenangebot zur Folge hatte. In den Industrieländern kamen breite Bevölkerungsschichten zu Geld, die Wirtschaft und damit auch die Mode florierten, die Nachfrage nach Textilien stieg gewaltig an, sie steigt immer noch, und aus dem einst geschätzten Gebrauchsgut wurden Wegwerfartikel.

Im Zusammenhang mit den zum Teil negativen Erfahrungen bei den Trageeigenschaften der ersten Synthesefasertextilien aufgrund ihrer ungünstigen Konstruktion, traten zum ersten Mal Fragen nach der Beschaffenheit »gesunder« Kleidung auf. Eine der Reaktionen war die Entwicklung der Bekleidungsphysiologie als neue wissenschaftliche Disziplin, die sich bis heute in vielfältiger Weise um gesundheitliche Belange in bezug auf Textilien kümmert, d.h. auch Hautverträglichkeit und Tragekomfort testet.

Die industrielle Weiterentwicklung der Chemiefaser- und Bekleidungsindustrie ließen die Produktpalette der textilen Marktangebote ins Unermeßliche und Unüberschaubare wachsen. Dazu kamen die Erwartungen der Verbraucher[1], die einerseits von den Naturfasern die Pflegeleichtigkeit und Knitterresistenz der Chemiefasern forderten und von den synthetischen Chemiefasern andererseits die angenehmen Eigenschaften der Naturfasern verlangten. Anforderungen an das textile Material entlang der Produktionskette vom Spinnen, Weben und sonstigen Flächenherstellungsverfahren bis zur fertigen Konfektionierung trugen ebenfalls dazu bei, daß sich in den vergangenen Jahrzehnten die Textilhilfsmittel explosionsartig vermehrt haben. Sie finden sich in etwa 8000 Handelsnamen wieder, dazuzurechnen sind noch unzählige Textilfarb- und -pigmentmittel, die sich ihrerseits wieder auf etwa 2000 Farbstoffe zurückführen lassen. Die meisten der im Produktionsverlauf aufgetragenen Textilhilfsstoffe verschwinden zwar wieder, werden unterwegs ausgewaschen oder sonst eliminiert, doch seit einigen Jahren werden sie auch von der Öffentlichkeit wahrgenommen.

Seit der Zeit, als zum ersten Mal Schlagzeilen über gesundheitliche Schäden oder Beeinträchtigungen durch Umgang mit textilem Material oder beim Tragen von Textilien in der Presse erschienen sind, beschäftigen sich umwelt- und gesundheitsbewußte Konsumenten eingehender mit der »zweiten Haut«. Zunächst wurde einfach alles, was »Chemie« zu beinhalten schien, gemieden. »Natur pur« wurde in, bis sich herumsprach, daß eben diese heile Welt auch im Kleid

[1] Aus Gründen der einfacheren Lesbarkeit haben wir uns hier und im folgenden jeweils für männliche grammatische Formen entschieden. Selbstverständlich ist die weibliche immer mitgemeint.

aus Naturfasern und sei es die beste Baumwolle oder gar Seide nicht existiert. Die Folge war und ist noch eine totale Verunsicherung, die entweder aus Hilflosigkeit zu Gleichgültigkeit oder Fatalismus führte oder als alternative Reaktion die Naturmode im Ökolook hervorbrachte, die mit entsprechenden Labels und nicht immer nachvollziehbaren Behauptungen um eine bereits geschädigte oder um ihre Gesundheit bangende Käuferschicht wirbt.

Bis dahin waren Textilien aus der Umweltdiskussion so gut wie ausgeklammert, obwohl sie für jeden die unmittelbarste Umwelt sind. Lediglich die Diskussion um umweltgerechte Textilpflege, angefacht durch Schaumberge auf Flüssen und durch die Eutrophierung der Gewässer, hatten Waschmittelhersteller schon vor Jahren zu Änderungen ihrer bisherigen Rezepturen veranlaßt und den Verbrauchern zahlreiche sinnvolle und weniger sinnvolle Tips zur umweltschonenden Wäschepflege beschert. Die eigentliche Ursache, das exzessive Waschverhalten an sich, wurde allerdings kaum thematisiert.

Die Aktualität, die inzwischen dem Thema Textilien, Gesundheit und Umwelt zugesprochen wird, spiegelt sich auch darin wider, daß sich außer den direkt betroffenen Interessengruppen der Hersteller, Anbieter und Verbraucher auch die politische Repräsentanz in die Diskussion eingeschaltet hat. Die Enquête-Kommission im Deutschen Bundestag »Schutz des Menschen und der Umwelt – Bewertungskriterien und Perspektiven für umweltverträgliche Stoffkreisläufe in der Industriegesellschaft« hat 1993 einen umfangreichen Fragen- und Sachverständigenkatalog ausgearbeitet für eine öffentliche Anhörung zum Thema »Die Stoffe, aus denen unsere Kleider sind – Stoffströme in der textilen Bekleidungskette«.

Die Fragen beziehen sich auf Rohstoffgewinnung/Primärproduktion, Produktion von Fasern, Garnen, Flächengebilden, – Textilveredelung, Konfektionierung, – Transport, Handel, Distribution, Verpackung, – Gebrauch und Entsorgung. Lediglich die Textilpflege bleibt ausgeklammert, da sie, wenig transparent, im Privathaushalt stattfindet. Die Untersuchungen berücksichtigen in allen Teilen Human-, Produktions- und Entsorgungsökologie.

Inzwischen wurde auch bei einer Nachfolgeorganisation des Bundesgesundheitsamts ein Arbeitskreis eingerichtet zur Ermittlung und Bewertung der in der Textilindustrie eingesetzten und größtenteils in ihrer Wirkung auf den Menschen und die Umwelt unerforschten Stoffe. Im Juli 1994 hat der Bundesgesundheitsminister ein Verbot für die Verwendung krebserregender Farbstoffe zur Textilfärbung erlassen.

Vorläufig bleibt jedoch die Situation im Textilbereich in bezug auf gesundheitliche und ökologische Fragen sehr verworren. Auf der einen Seite ist der Verbraucher an einen grenzenlosen Textilkonsum gewöhnt, der immer weiter zunimmt. Auf der anderen Seite häufen sich in den Medien Berichte über gesundheitliche Beeinträchtigungen durch Textilien bei der Herstellung/Gewinnung, bei der Veredelung, Konfektionierung und beim Tragen. Auch die ökologischen Auswirkungen unserer Wegwerfmentalität werden im Zusammenhang mit der Müllproblematik, aber auch im Hinblick auf Energieprobleme und die Dritte Welt diskutiert, ohne daß den Verbrauchern hinreichend Informationen zur Verfügung stünden, um sich selbständig eine fundierte Meinung bilden zu können.

Hier soll nun der Versuch gemacht werden, die sehr komplexen Zusammenhänge von Textilproduktion, menschlicher Gesundheit und Umweltproblemen auf verbraucherrelevante Fragestellungen zu reduzieren, ohne dabei wesentliche Teilbereiche außer acht zulassen.

Dieses Material wendet sich an Kursleiter in der Erwachenenbildung ebenso wie an Lehrer der Sekundarstufe II.

Jedes Kapitel umfaßt einen Informationsteil, einen Teil mit Projektideen sowie Materialien mit Anregungen für eine didaktisch-methodische Aufbereitung des Themas in handlungsorientiertem Ansatz. Die einzelnen Kapitel stehen zwar in sachlogischem Zusammenhang, sie können aber auch bausteinartig beliebig herausgegriffen und einzeln behandelt werden.

1. Über Zusammenhänge von Textilkonsum und seinen Auswirkungen auf Umwelt und Gesundheit

1. Über Zusammenhänge von Textilkonsum und seinen Auswirkungen auf Umwelt und Gesundheit

1.1 Was erwarten wir von unserer Kleidung?

Die Antwort auf diese Frage scheint einfach zu sein:

Kleidung soll einerseits schützen gegen Wind, Regen, Kälte, Hitze und vor Verletzungen und zum anderen soll sie schön und modisch sein, sie soll auch gefallen. Wir erwarten, anders ausgedrückt, praktisch-funktionale Eigenschaften und Repräsentationseigenschaften.

Zu den praktisch-funktionalen Eigenschaften:
Sie sind weithin vom textilen Material abhängig, von seiner Weiterverarbeitung, Ausrüstung und der Art der Verarbeitung. Diese Faktoren sind meßbar, man kann sie untersuchen und bewerten. Sie beziehen sich auf

- materielle Dauerhaftigkeit: Strapazierfähigkeit, d.h. Reißfestigkeit, Scheuerfestigkeit, Haltbarkeit der Verarbeitung; Verrottungsresistenz, Lichtechtheit – bei der Kleidung sind sie weniger wichtig als für Dekotextilien;
- bekleidungsphysiologische Eigenschaften, einschließlich Tragekomfort, Hautverträglichkeit und Hygiene;
- Pflegeeigenschaften wie Wasch- und Reinigungsverhalten, Bügelverhalten.

Bei der Auswahl der Kleidung, beim Kauf, spielen praktisch-funktionale Eigenschaften heute eine untergeordnete Rolle. Lediglich bei Arbeitskleidung, vor allem bei Arbeitsschutzkleidung werden diesbezüglich Vorschriften berücksichtigt. Die Verbraucher achten vielleicht noch bei Unterwäsche oder Kinderkleidung auf Haltbarkeit oder schauen, ob ein Pflegeetikett vorhanden ist. Die Art, wie man ein Kleidungsstück pflegen kann, ist meist schon zweitrangig.

Ein Blick in die Säcke der Kleidersammlungen bestätigt diese Einschätzung: Die Kleidungsstücke sind in der Regel noch voll funktionsfähig, d.h. weder zerrissen oder praktisch nicht mehr tragbar, sondern sie sind »optisch veraltet«, obsolet geworden, wir können sie nicht mehr sehen – die Mode ist darüber hinweggegangen.

Zusammenhänge zwischen diesen praktisch-funktionalen Eigenschaften, Umweltfragen und Gesundheit werden in den nachfolgenden Kapiteln aufgegriffen.

Zu den Repräsentationseigenschaften:
Sie umfassen ästhetische und modische Merkmale der Kleidung, wie

- Farbe
- Musterung
- Schnittgestaltung, Formgebung
- Material und Materialeigenschaften wie Griff, Fall und Formbeständigkeit.

Welche Bedeutung diese Repräsentationseigenschaften für jeden einzelnen haben, läßt sich nicht quantifizieren.

Es gehört zu den Persönlichkeitsmerkmalen, wie sich jemand in der Gesellschaft sieht oder sehen möchte, welche Selbstwertgefühle, Lebenshaltungsvorstellungen er hat und wie es mit seiner Selbständigkeit bestellt ist, und damit auch, welchen Stellenwert er seiner Kleidung beimißt.

Da aber unser Verhalten gegenüber Kleidung und Mode sich in hohem Maße und direkt auf Gesundheit und Umweltverträglichkeit auswirken, müssen zunächst auch die psychologischen und gesellschaftlichen Hintergründe aufgezeigt und analysiert werden. Ohne eine solche Selbsteinschätzung ist eine Verhaltensänderung nicht möglich.

1.2 Was ist »schön« – woran erkennt man Mode?

Die Ästhetik im klassischen Sinne, so wie sie seit Jahrhunderten von Künstlern und in der Philosophie vertreten wurde, ist nicht unbedingt identisch mit dem, was die Mode als schön anpreist. Diese »alte« Ästhetik wird mit Schönheit und Harmonie umschrieben, alles Störende wird möglichst eliminiert. Vollendet ist, was nicht mehr verbessert werden kann.

Eine Kleidung, die sich nach diesen Kriterien richtete, müßte den Gesamteindruck eines Menschen steigern, indem sie seinen Charakter, sein Temperament, seine Befindlichkeit, seinen individuellen Ausdruck unterstreicht. Eine solche Kleidung wäre ein sehr persönlicher, unverwechselbarer Stil, eine harmonische Einheit.

Ein Ausspruch der berühmten Modeschöpferin Coco Chanel (1883-1971) geht in diese Richtung, wenn sie – sinngemäß – sagt, daß eine Person dann richtig angezogen ist, wenn man hinterher nicht mehr weiß, was sie anhatte. – Es wäre in höchstem Maße individuelle Kleidung statt Mode.

Die Mode verfolgt andere Intentionen: Für sie ist Ästhetik das Erfassen mit den Sinnen, die laufend neu angesprochen, gereizt werden müssen und nicht zur Ruhe kommen dürfen. Sie lebt vom ständigen Wandel – was heute »in« ist, ist schön – morgen ist etwas anderes.

Heute sind es Karos mit Blümchen, morgen lila Streifen und übermorgen Blütenmeere, die gefallen sollen. Und selbst wenn ein großer Teil der Kunden heute von einer modischen Neuheit nicht überzeugt ist, wenn sie einige Zeit über die Straßen läuft, gewöhnt man sich daran und wird sie auch irgendwann erwerben.

In erster Linie ist es somit das Auge, womit wir Mode erleben, wahrnehmen. Angeblich braucht der Mensch etwa 3 Sekunden, bis er sich von seinem Gegenüber »ein Bild« gemacht hat. Er teilt ihn ein, beurteilt ihn nach dem wie er aussieht, was er anhat. Er wird bewußt oder unbewußt feststellen wie er's mit der Mode hält, ob er »seriös« wirkt, den Gammlern, Hippies, Skins oder Landstreichern zuzuordnen ist oder aufgrund seiner Kleidung einer Berufsgruppe angehört.

Kleidung, das gesamte »Outfit«, die »Ausstaffierung«, sind in unserer modernen, mobilen und anonymen Gesellschaft für die primäre Kommunikation ungleich wichtiger als in geschlossenen Gesellschaftsstrukturen wo jeder jeden kennt. Es gilt mehr denn je: »Kleider machen Leute«.

1.3 Modeverhalten einst und heute

In früheren Jahrhunderten war der soziale Rang an der Kleidung abzulesen und Kleiderordnungen versuchten, mit Vorschriften und Verboten zum einen die gesellschaftliche Hierarchie verläßlich zu visualisieren, zum anderen aber auch die Untertanen vor einem exzessiven Kleiderkonsum zu bewahren. Die damals sehr beschränkten Mittel sollten nicht etwa dem »Modeteufel« geopfert, sondern für lebensnotwendigere Dinge eingesetzt werden.

Zu allen Zeiten aber war die jeweils aktuellste Art sich zu kleiden für einen großen Teil der Bevölkerung sehr erstrebenswert – man wollte immer nach außen demonstrieren, wer man war, was man sich leisten konnte und wenn es nur ein neues Tuch zur alten Tracht war.

Die französiche Revolution bescherte mit ihrem Ruf nach »Freiheit, Gleichheit, Brüderlichkeit« auch dem übrigen Europa nach und nach die Aufhebung der letzten Kleiderordnungen, deren Wert ohnehin seit langem infrage gestellt worden war.

Damit wird die Teilnahme an der Mode immer mehr eine Frage der zur Verfügung stehenden Geldmittel, d.h. anstelle des Adels übernimmt eine einflußreiche und vermögende Bürgerschicht die Führung. Ein Modewechsel zog sich allerdings auch im 19. Jahrhundert über Jahrzehnte hin – man denke nur an Biedermeier, Gründerzeit, Jugendstil, die über Jahre hinweg ihre Aktualität behielten.

Seit den 20er Jahren – die Kriegsjahre ausgenommen – wurde der Zyklus immer kürzer, bis in den 50er Jahren der saisonale Modewechsel proklamiert wurde.

Damit setzte eine »Demokratisierung« der Mode ein, wie sie nie zuvor erreicht worden war. Eine breite Bevölkerungsschicht hatte zum ersten Mal in der Geschichte Geld für Güter zur Verfügung, die über die unmittelbare Deckung des täglichen Bedarfs hinausgingen, diese Güter standen in nie gekanntem Ausmaß zum Kauf bereit. Mit der allgemeinen Wirtschaft begann auch die Textil- und Bekleidungsindustrie zu florieren.

Zunächst waren noch gesellschaftliche Unterschiede im Modeverhalten festzustellen, ebenso wirkten sich Alter, Geschlecht und auch Wohnen auf dem Lande oder in der Stadt auf den Modekonsum aus. In den letzten Jahren verwischen sich diese Unterschiede, wenn es auch durchaus noch regionale Besonderheiten gibt.

Neue Marktanalysen, wie etwa die Spiegeldokumentation »Outfit 1« und »Outfit 2« (1988/89 und 1990) gehen bei der Untersuchung der Zusammenhänge zwischen Modeverhalten und Persönlichkeitsstruktur nicht mehr nur von genauen Personenbeschreibungen aus, sondern berücksichtigen zunehmend Wertorientierungen und Lebensentwürfe. Sinn dieser Studien ist es, die potentiellen Kunden auf dem Modemarkt möglichst genau zu erfassen, um sie mit speziellen Werbestrategien gezielt ansprechen zu können. Für die Bekleidungsbranche sind diese Erkenntnisse unverzichtbar zum Überleben – es ist sinnlos, etwa »Mode für die reife Dame« in flippigen 36- und 38er Größen anzubieten, oder andererseits »Junge Mode« mit edlen Schurwollqualitäten zu entwickeln.

Der gesellschaftliche Struktur- und Wertewandel, der zur Zeit allenthalben diskutiert und festgestellt wird, äußert sich auch nach der Outfit-Untersuchung in wachsenden Konsumansprüchen nach »immer mehr, immer schneller und immer besser« bei steigenden Bedürfnissen, was Individualität und Freiheit von jeglichem gesellschaftlichen, privaten oder beruflichen Zwang anbelangt. Bezogen auf die Bedeutung von Kleidung heißt das, daß sie überwiegend als sehr wichtig eingestuft wird, daß sie aber auch Spaß machen soll.

War bisher im Modeverhalten eine deutliche Anpassung an die Bezugsgruppen, an die Schichtenzugehörigkeit festzustellen, so fühlt sich heute die Mehrheit (80% der Befragten 14-64jährigen nach Outfit 2) frei vom Modediktat und behauptet, anzuziehen was sie will, was gefällt. Inwieweit allerdings diese Vorstellung tatsächlich verwirklicht ist, oder nur ein Wunschdenken bleibt, mag man hinterfragen, wenn etwa von heute auf morgen das Straßenbild bestimmt wird durch Bermudas oder Schlitzröcke mit Blazern.

Weitere Hinweise darauf, daß die eigene Selbständigkeit nicht allzuweit verinnerlicht ist, zeigen u.a. die Verbreitung der Farbberatung und auch das Verhältnis zu Markenartikeln im Modebereich. Der persönliche Farbausweis, der feststellt, ob man ein Frühjahr-, Sommer-, Herbst- oder Wintertyp ist, soll beim Einkaufen die Farbwahl erleichtern und auch die Kombinierbarkeit der erworbenen Einzelstücke garantieren. Ebenso rangieren nach wie vor bestimmte Marken für einen großen Personenkreis als reelle Einkaufshilfen.

Verfolgt man die Zielgruppen der Modewerbung und die Angebotsformen in den letzten Jahren, dann lassen diese noch weitere Rückschlüsse auf ein sich veränderndes Modeverhalten zu.

Seit den 50er und 60er Jahren helfen Spezialboutiquen den Backfisch von einst topmodisch einzukleiden. Es folgten besondere Einkaufsstätten mit entsprechendem Flair für die Dame ohne Alter, für Kinder und für Säuglinge.

Ein neueres Ziel ist »Der Mann vor den Spiegel«. Wenn man die derzeitige Modewerbung und vor allem die Kosmetikabteilungen in Parfümerien und Drogeriemärkten, aber auch Juwelierangebote betrachtet, dann besteht kein Zweifel, daß hier eine sehr profitable Marktlücke entdeckt worden ist. Denn zur Zeit gibt der Durchschnittsmann »nur« DM 27,– jährlich für Unterbekleidung aus, während der Umsatz bei den Damen bei DM 180,– pro Kopf liegt! Inwieweit die Bemühungen der Werbestrategen auch zu einem »neuen Mann« führen, wird sich zeigen.

1.4 Wer denkt sich aus, was wir anziehen?

In den 50er und 60er Jahren war es einfacher: Die einzelnen Stile des New-Look, die A-, H-, Y- oder Sacklinie, konnten weithin den Einfällen einiger berühmter Modeschöpfer zugeschrieben werden. Ab und zu machten Stars aus dem aufblühenden Showgeschäft Mode, wenn sich etwa die Beatle-Frisur durchsetzte oder mit Hilfe erfolgreicher Filme mit Jeansträgern wie Elvis Presley die »Blaue Internationale«, die Jeansmode, erst Europa und dann die ganze Welt eroberte.

Mary Quandt zeichnete 1966 für die Minimode. Das Gegenteil, die Maximode, feierte zwar 1968 Premiere, sie wurde aber kaum angenommen und bereits ein Jahr später von der Protestkleidung der Jungen übernommen und als Schlabberstil und Hippielook verfremdet. Aus dieser bitteren Erfahrung, daß sich der Käufer nicht mehr bedingungslos manipulieren ließ, hat sich die neue Marketingstrategie der Modebranche entwickelt. Mentalitätenmodelle, Zielgruppenanalysen und Marktlückenforschung versuchen seit den 70er Jahren den potentiellen Kunden zu erfassen, um herauszufinden, wann und unter welchen Voraussetzungen er sich auf Neuerungen der Mode einläßt.

Zwei bis drei Jahre vor einer Mode finden Absprachen statt über Farben, Materialien, Muster und Schnittgestaltung. Erste Ergebnisse werden auf der »Interstoff« präsentiert, wo auch Trendschauen hoffen, die richtige Richtung erahnt zu haben.

Wenn etwa ein Jahr vor der anvisierten Saison auf Messen wie der »Pret-à-Porter« in Paris, oder den anderen Modezentren in Europa sich das Angebot durch Aussortieren und Abändern verdichtet hat, dann erscheinen auch Nachrichten in den Tageszeitungen oder werden in den Medien erste Eindrücke dessen vermittelt, was nach den betreffenden Sommer- oder Winterschlußverkäufen Mode werden soll. Mit dem weiteren Heranrücken der betreffenden Saison werden die Informationen immer dichter, so daß der Käufer bereits eine Vorstellung hat von dem, was auf ihn zukommt und er möglichst danach fiebert, sich »neumodisch« einzukleiden.

Zum Leidwesen der Bekleidungshersteller und Anbieter funktioniert das hier beschriebene Verhalten immer weniger, es läßt sich kaum mehr voraussagen, was tatsächlich favorisiert werden wird.

Vermutlich hat die Mode in den vergangenen Jahren zu schnell gewechselt, dem Verbraucher blieb keine Zeit der Angewöhnung, die Stile folgten zu rasch aufeinander und wurden sich immer ähnlicher. Die Folge ist die verbreitete Meinung »man kann heute alles tragen«.

Nach wie vor aber sind Modeschöpfer, Designer am Werke, um die Modewelt mit neuen Kreationen zu überraschen, die einem exklusiven Kreis modischer Avantgardisten vorgestellt werden. Ob sie Eingang in die breite Mode finden, entscheidet die Akzeptanz des Publikums.

1.5 Die Käufer – mündige Verbraucher?

Die Anlässe, »shopping« zu gehen, sind vielfältig. In der Regel ist es jedoch nicht ein direkter, unmittelbarer Bedarf, der vorliegt, sondern weil man sich etwas Gutes gönnen will, ein Frust bewältigt werden soll oder ähnliches. Der stärkste Kaufreiz geht beim Betrachten von Kleidung/Mode von der Farbe, vom Muster aus; Größe, Schnittgestaltung, Preis, sind in der Wichtigkeit nachgeordnet.

In den vergangenen Jahren hat sich noch ein anderes Phänomen herausgebildet: Jeder bekannte Bekleidungshersteller ist dazu übergegangen, seine Ware mit dem »unverwechselbaren Etwas« auszuzeichnen in Wort und Bild. Vom Krokodil Lacostes über Levis, Boss, Cartier bis Armani, Adidas und Diesel werden, meist gruppenspezifisch, Marken bevorzugt, von denen man sich Qualität, Repräsentationseigenschaften, ein besonderes Lebensgefühl oder gehobenen Geschmack verspricht.

Besonders bei Kindern – vom Kindergartenalter an – und bei Jugendlichen ist der Markenfetischismus ungebrochen. Jede Gruppierung »steht« auf ihre Marke bei bestimmten Anlässen und Nicht-Markenträger werden zu Außenseitern abgestempelt.

Bei »selbständigeren« Erwachsenen soll sich allmählich ein Umdenken anbahnen. Sei es, daß sie nicht als lebende Reklame mißbraucht werden wollen oder auch, daß sie verärgert sind über die Verramschung einstiger Exklusivmarken, die somit nicht mehr zum Renommieren taugen. In diesen Kreisen sind wieder Unikate gefragt, die geeignet sind, sich deutlich von der breiten Masse abzuheben.

Immer mehr Menschen leisten sich heute etwas Besonderes, wobei jeder seine bevorzugten Gebiete hat. So nehmen auch im Bereich der Mode die Käufer zu, die sich ruhig mal extreme Luxuspreise genehmigen und damit das gute Gefühl einer Steigerung ihres Selbstwertes erkaufen. Bei anderen Dingen wird dafür mit Billigprodukten gespart. Diese Haltung ist dabei, die bisherige Tendenz der ökonomischen Anpassung an die gegebenen Verhältnisse durch Einhalten eines »mittleres Preisniveaus« abzulösen.

Auch die Jugendforschung stellte in letzter Zeit eine Veränderung der Wertorientierung anhand vom Einkaufsverhalten fest: »Born to shop« umschreibt Konsumdrang und Kaufrausch bei vielen Jugendlichen heute als Selbstzweck. Nach einer B.A.T. Studie des Freizeitforschungsinstituts, Hamburg ist der Anlaß in der Regel Langeweile, wobei selbst der Erwerb schicker Klamotten kein Glücksgefühl mehr auszulösen vermag. Kaufrausch ist zu einem neuen Suchtproblem geworden.

1.6 Kriterien für ein gesundheits- und umweltfreundliches Produkt

Ehe über die Zusammenhänge von Gesundheit, Umwelt, Kleidung und Mode nachgedacht werden kann, müssen die Kriterien als Meßlatte für die entsprechenden Einflüsse und Auswirkungen offenliegen.

Schon 1946 definierte die Weltgesundheitsorganisation (WHO) bei ihrer Gündung: »Gesundheit ist ein Zustand vollständigen körperlichen, seelischen und sozialen Wohlbefindens und nicht nur das Freisein von Krankheiten«. Diese Feststellung ist heute angesichts unserer zugespitzten Umweltsituation mit den zunehmenden diffusen gesundheitlichen Beeinträchtigungen aktueller denn je und rückt gleichzeitig in immer unerreichbarere Ferne.

Im Dezember 1989 fand eine erste europäische Konferenz »Umwelt und Gesundheit« statt. In der Präambel ihrer Charta wird betont, daß die menschliche Gesundheit von zahlreichen Umweltfaktoren beeinflußt wird und daß Umweltschutz immer auch Gesundheitsschutz bedeutet.

Diese Feststellung trifft selbstverständlich auch auf den Textilbereich zu. Allerdings können sich einige modische Erscheinungen durchaus auf die Gesundheit auswirken, ohne Umweltbelange direkt zu tangieren.

Versucht man, die Forderungen, die an ein umweltfreundliches und gesundheitlich unbedenkliches Produkt gestellt werden, zusammenzufassen, dann ergeben sich folgende Kriterien:

- Ressourcenschondende Herstellung oder Gewinnung der erforderlichen Rohstoffe – wobei unter Ressourcen Energie, Wasser, Erde, Luft und alle Arten von Bodenschätzen fallen;
- hohe Gebrauchstauglichkeit, lange Gebrauchsdauer;
- umweltschonende Gebrauchswerterhaltung, einschließlich Pflege;
- Wiederverwertung, bzw. Recyclierfähigkeit;
- hohe Sozialverträglichkeit, d.h. Herstellung ohne Streß und ohne Monotonie, angemessene Bezahlung und soziale Absicherung, keine gesundheitlichen Beeinträchtigungen, weder während der Herstellung noch im späteren Gebrauch oder bei der Entsorgung bzw. Wiederverwertung.

Werden diese Ansprüche ernst genommen, dann bedeuten sie zweifellos eine grundlegende Umstellung in unserem derzeitigen Kleiderbewußtsein und Modeverhalten.

1.7 Modische Erscheinungen und ihre Auswirkungen auf Wohlbefinden und Gesundheit

Unangemessene Kleidung, d.h. bei einer bestimmten Gelegenheit das Gefühl zu haben »falsch« – »over- oder underdressed« – angezogen zu sein, wirkt sich auf Stimmung und Seelenlage aus – man fühlt sich »unwohl«.

Es gibt aber auch genügend gegenteilige Beispiele, daß sich der Träger in einer »Hochstimmung« befindet und dennoch gesundheitliche Schädigungen auftreten. Vielfach stimmt hier die Schnittgestaltung nicht mit den anatomischen Erfordernissen überein. Zu enge Kleidungsstücke verformten schon im Rokoko Lungen und Eingeweiden der modebewußten Damen, im Jeanszeitalter bewirken sie Hautausschläge bis hin zu Nervenlähmungen im Oberschenkelbereich.

Minikleider oder textilfreie Bauchzonen werden für Nierenleiden und Unterleibserkrankungen verantwortlich gemacht und in allerneuester Zeit warnen Hautärtze eindringlich vor textilfreien Sonnenbädern wegen der damit verbundenen Hautkrebsgefahr infolge des »Ozonloches«.

Negative Auswirkungen können aber auch von Mustergestaltung und Farbkombinationen ausgehen. Es gibt zwar noch kaum Untersuchungen, inwieweit sich verwirrendes Design und »schreiende« Farben auf das Wohlbefinden auswirken. Die Stimmen mehren sich aber, die bezweifeln, ob manche der modernen, bunten Stoffmuster oder Aufdrucke zum Sich-Wohlfühlen beitragen oder nicht vielmehr Konzentrationsschwierigkeiten vor allem bei Kindern fördern.

Die direkten Auswirkungen unserer Farbenfreude auf die Umwelt sollen in anderem Zusammenhang besprochen werden.

1.8 Textilverbrauch bei uns und anderswo

Der Textilverbrauch pro Kopf und Jahr ist zu einem Indikator für Industrialisierung, Wohlstand und Anspruchsdenken geworden.

1985 wurden in Indien 2,2 kg pro Person verbraucht, in der Bundesrepublik Deutschland waren es 19,7 kg, die USA lagen mit 23,8 kg an der Weltspitze. Inzwischen konsumieren wir etwa 24 kg, bis zum Jahre 2000 rechnet man mit einem weiteren Anstieg um 23 %. Obwohl in den meisten Entwicklungsländer weit unter 4 kg Textilien pro Kopf zur Verfügung stehen, wird sich der gesamte Weltbedarf in den nächsten Jahrzehnten vervielfachen.

Ein Teil des Textilverbrauchs betrifft Haus- und Heimtextilien, dennoch bleiben bei uns 11 – 15 kg für Bekleidung übrig. Für diese Menge geben wir durchschnittlich 7,5 – 8 % unseres Einkommens aus, Schuhe nicht mit eingerechnet.

Andererseits hat die Bekleidungsindustrie festgestellt, daß der deutsche Durchschnittsbürger ohne weiteres 7 – 10 Jahre ohne Neuzukauf von Textilien auskommen könnte, bei voller Funktionsfähigkeit seiner Kleidung. Lediglich der Drang nach etwas Neuem, die psychische Veraltung seines Kleiderschranks, flankiert von der entsprechenden Werbung, bringt ihn zu einem auch ökonomisch nicht rational nachvollziehbaren Verhalten.

Weitere Untersuchungen haben ergeben, daß 10 – 15 % der gekauften Kleidungsstücke nie oder nur einmal getragen werden, d.h., daß ein beträchtlicher Teil reine Fehlinvestitionen sind.

Solange der Textilkonsum nur ein individuelles, ökonomisches Problem war, fiel er in die persönliche Tabuzone. Lediglich die Erkenntnis, daß damit zunehmend ökologische Fragen tangiert werden, lassen den Verbrauch zu einem gesellschaftlichen Problem von öffentlichem Interesse werden.

In diesem Zusammenhang steht eine eindrucksvolle Berechnung, wonach ein Kind aus USA im Laufe seines Lebens 35 mal mehr Umweltschäden provoziert als ein indisches Kind und 280 mal soviel wie ein Baby, daß im Tschad oder auf Haiti zur Welt kommt.

1.9 Unter welchen sozialen Bedingungen werden unsere Kleider gefertigt?

Obwohl in der Bundesrepublik Deutschland die Zahl der Beschäftigten in der Textil- und Bekleidungsindustrie in den letzten Jahren sehr zurückgegangen ist, wird bei uns nach wie vor produziert und auch exportiert. Es handelt sich dabei fast ausschließlich um Spezialartikel oder um sogenannte »heiße Ware«, d.h. hochmodische Kleidung, die bei gesteigerter Nachfrage sofort, in »quick response«, wieder zur Verfügung stehen muß. Entsprechend werden in diesem »upper genre« auch höhere Preise verlangt und bezahlt.

70 bis 80 % unserer Kleidung aber sind Standardartikel wie »zeitlose« Hemden und Blusen oder gehören zu den Massenangebotswaren im Bereich der Unterwäsche und der Oberbekleidung. Diese Textilien werden ausnahmslos in Billiglohnländern hergestellt, was aus der Sicht des Bekleidungsherstellers ohne weiteres einleuchtet, wenn man bedenkt, daß die Arbeitskosten eines Textilarbeiters in der Bundesrepublik 1990 DM 25,97 betrugen, in Hogkong DM 4,94. Die Stundenlöhne liegen sehr viel niedriger, d.h. anstelle einer Arbeitskraft in der Bundesrepublik kann man in Südkorea beispielsweise 15 – 16 Arbeitskräfte bezahlen. Auch hohe Transportkosten wiegen diese Differenz bei weitem nicht auf.

Dies führt dazu, daß der Handel mit Billigwaren sehr viel mehr verdient als mit teurer einheimischer Produktion.

Das »gute Investitionsklima« für westliche Arbeitsverlagerung hat andererseits zur Folge, daß gerade die favorisierten Länder häufig von Amnesty International wegen Verletzung der Menschenrechte in bezug auf ihre Arbeitsbedingungen angeklagt werden. Interessenvertretungen der Arbeiter, Gewerkschaften, sind in der Regel verboten, Sozialleistungen oder Arbeitslosenversicherung sind unbekannt. Ein großer Teil der Beschäftigten in der Textilindustrie sind Frauen, die überall am Ende der Lohnskala stehen.

In Südkorea ist eine 50-60 Stundenwoche üblich, in Taiwan ein 12-Stundenarbeitstag keine Seltenheit.

Die Arbeitsplätze entsprechen in der Regel bei weitem nicht den Anforderungen bei uns, was Sicherheit, Belüftung, Beleuchtung oder ergonomische Arbeitsplatzgestaltung anbelangt.

Wenn nach wenigen Jahren die meist jungen Frauen – in den asiatischen Industriezonen sind 85 % der Beschäftigten Frauen unter 30 Jahren – gesundheitlich am Ende ihrer Kräfte sind, werden sie problemlos durch andere ersetzt.

Auch für die dortigen Verhältnisse ist die Entlohnung so gering, daß die ganze Familie, Kinder eingeschlossen, arbeiten muß, um den Lebensunterhalt einigermaßen zu verdienen.

Ein anderes Problem liegt darin, daß die moderne Textilindustrie in den Ländern Asiens zwar auf der einen Seite Arbeitsplätze schafft, auf der anderen Seite aber das ehemals florierende einheimische Textilgewerbe unzähliger Handweber, Zwirner, Färber zum Erliegen bringt. Wenn etwa in Indonesien innerhalb von fünf Jahren 86.000 neue Arbeitsplätze in der Textilindustrie geschaffen worden sind, so gingen im gleichen Zeitraum etwa fünf mal so viele im traditionellen Textilgewerbe verloren.

Neben der Textilindustrie im Großen gibt es eine Reihe kleinerer Produktionsgemeinschaften, die direkt vom europäischen Markt abhängen. So sind in Südindien aufgrund des Seidenbooms bei uns vor einigen Jahren in zahllosen Dörfern Seidenraupenzuchten entstanden, die für den aufkommenden Markt produzierten. In Kürze überstieg das Angebot die Nachfrage, zumal der Seidenkauf bei uns stagnierte, bzw. rückläufig war. Die Folge war ein absoluter Preisverfall dieser edelsten Naturfaser, die nicht mehr annähernd zu ihrem eigentlichen Wert angeboten wird. Für die Erzeuger entstehen dadurch massive existentielle Probleme.

Ähnliche Erfahrungen mußten vor einigen Jahren Frauen aus Bolivien und Peru machen, die sich im Zeichen unseres »Rustikallooks« auf das Handstricken von Jacken und Pullovern spezialisiert hatten. Nach kurzer Zeit waren die Handgestrickten »out«, die Frauen blieben auf ihrer Ware sitzen.

Bei allen diesen Beispielen bleibt die Frage nach der Sozialverträglichkeit unseres textilen Warenangebots offen.

1.10 Was uns betrifft – Anregungen für ein umweltfreundlicheres Modeverhalten

Ein Leben ohne Mode, ohne die farbigen Tupfer im Alltag ist für uns undenkbar und auch keinesfalls erstrebenswert. Es geht vielmehr darum, das Erleben wieder bewußt zu machen. Die Lebensqualität wird mit Sicherheit nicht darunter leiden, wenn unsere Textilquantität reduziert wird zugunsten einer neuen Genußfähigkeit.

Nicht der Kaufakt als solcher wird dann im Mittelpunkt stehen, sondern der erworbene Gegenstand. Wenn es wieder gelingt, zu einem Kleidungsstück eine direkte Beziehung aufzubauen, d.h. wohl überlegt zu kaufen, Farbe, Musterung, Schnittgestaltung bewußt wahrzunehmen, abzuschätzen und sich daran zu freuen, dann wird es auch weniger schnell wieder in die Kleidersammlung wandern, Fehlkäufe werden seltener. Vielleicht hat man wieder ein Lieblingsstück!

Wühlkörbe und Massenangebote verlocken zum unreflektierten Kauf. Anstatt zwei T-shirts zu DM 10.– oder noch billiger, würde ein T-shirt zum doppelten Preis besser seinen Zweck erfüllen: Einmal können wir davon ausgehen, daß die Qualität der Ware und die Verarbeitung eher stimmen, die Belastung für die Umwelt, was Ressourcenverbrauch anbetrifft, ist nur halb so groß. Vielleicht wird auch die Näherin im fernen Osten eines Tages, wenn wir die Nachfrage drosseln, mehr Lohn für weniger Arbeitsstunden erhalten.

Selbstverständlich wird jeder Wirtschaftsexperte auf die hier sehr vereinfacht dargestellten Marktmechanismen hinweisen, genauso selbstverständlich sind die weltweiten Probleme viel zu komplex, als daß sie sich so einfach beseitigen ließen. Es gibt jedoch jüngste Beispiele, wie gerade im Textilbereich sich Käuferverhalten auf die Produktion auswirken kann: Echte, handgeknüpfte Orientteppiche überschwemmen seit einigen Jahren zu Dumpingpreisen die westlichen Märkte. Dies ist u.a. nur deshalb möglich, weil in Indien, Pakistan und auch in Nepal Kinder in einer Art Sklaverei gehalten werden und für einen Hungerlohn tagaus tagein die feinen Muster knüpfen. Eine weitere Ursache liegt in den sich stetig zu Lasten der Lieferländer verändernden Währungsrelationen.

Seit in der Bundesrepublik, als dem Hauptimporteur von Webknüpfteppichen, immer bekannter wird, unter welchen Bedingungen die Billigpreise zustande kommen und sensibilisierte Kunden sich nach der Herstellung erkundigen, soll seit neuestem das Markenzeichen »Rugmark« garantieren, daß keine Arbeit von Kindern unter 14 Jahren vorliegt. Dies hat bereits dazu geführt, daß zahlreiche Teppichhersteller ihre Kindersklaven entlassen haben. Schwierig wird es allerdings, wenn keine Nachfolgemaßnahmen geplant sind und diese Kinder auf der Straße landen.

In bezug auf eine längere Gebrauchsdauer, wie sie von umweltfreundlichen Produkten gefordert wird, können bei Bekleidungstextilien einige Verhaltensregeln weiterhelfen: Je auffälliger ein Design ist, je flippiger ein Aufdruck auf einem Stoff, einem T-shirt ausfällt, umso schneller sehen wir uns daran satt. Einfarbige Textilien lassen sich viel problemloser »auftragen« als bunte Muster und riesige Poster.

Mit einiger Phantasie und kreativen Einfällen kann man Textilien zu Unikaten werden lassen wie sie sonst niemand hat.

Ebensowenig sind defekte Reißverschlüsse oder fehlende Knöpfe ein Grund, Textilien wegzugeben. Einfache Maßnahmen zur Gebrauchswerterhaltung sind leicht zu erlernen und machen nicht nur ökologisch, sondern auch ökonomisch einen Sinn. Sie waren nur in unserer Wegwerfgesellschaft jahrelang nicht mehr gefragt und sind weithin aus dem Bewußtsein entschwunden.

Sicherlich sind wir in den Wohlstandsgesellschaften der westlichen Welt nicht allein verantwortlich zu machen für die Umweltmisere, es ist aber zweifellos unsere Aufgabe, dafür zu sorgen, daß sie sich nicht sinnlos verschärft auf Kosten der Dritten Welt und zu unserem eigenen Nachteil. Eine bewußte Einschränkung im Bereich Kleidung/Mode wäre ohne Verzicht auf wirkliche Lebensqualität derzeit noch leicht möglich unter der Voraussetzung, daß eine Umorientierung in bezug auf unser Modeverhalten stattfindet.

Methodische Anregungen und Projektideen

zu 1.1

- *Überlegen, bei welchen persönlichen Kleidungsstücken Gesichtspunkte der praktischen Eignung – wie Reißfestigkeit, Strapazierfähigkeit – überwiegen und bei welchen eher modische Aspekte ausschlaggebend sind.*

- *Prospekte für Damen- und/oder Herrenunterwäsche, für Strümpfe, Socken, untersuchen. Womit wird geworben?*

zu 1.2

Fragen zu Kleidung und Mode – auf Kärtchen notiert – eignen sich gut als »Partnerinterview«.

- *Weshalb ziehen wir uns an?*

- *Was versteht man unter Kleidung? Was versteht man unter Mode?*

- *Weshalb ziehen wir nicht immer dasselbe an?*

- *Wie würde eine Hose, ein Oberteil aussehen, das nur »praktisch« wäre? Welche Farbe, welches Material, welcher Schnitt?*

- *In welchen Ländern tragen Schülerinnen und Schüler Uniformen? Welche Vorteile, welche Nachteile ergeben sich?*

- *Ginge es bei uns auch ohne Mode?*

- *Woran erkennt man, was gerade »in« ist?*

- *Was fällt als erstes auf, wenn man Bekannten, Unbekannten begegnet? Wonach werden Fremde eingeordnet? Beispiele suchen und die Aussagen überprüfen.*

- *Welche Vor- und Nachteile hat jemand, der sich stets nach der neuesten Mode kleidet?*

zu 1.3

- *Selbst festlegen, welche Farben einem »stehen«. Dazu eignen sich z.B. farblich sortierte Tücher aus Viskose-Futterstoff von ca. 60 cm Länge. Vor einem Spiegel ausprobieren, ein bis zwei »BeraterInnen« hinzuziehen. Testen, ob etwa Lieblingsfarben auch die Farben sind, die zu Gesicht, Teint, etc. passen.*

- *Prospekte, Zeitschriften, Abteilungen für Schmuck und Parfümerien in Kaufhäusern untersuchen hinsichtlich der Aussage »der Mann vor den Spiegel«.*

zu 1.4

- *Artikel aus Tageszeitungen und Zeitschriften sammeln, Nachrichten aus den Medien über Modeinformationen notieren. Wie lange vor einer Saison wird informiert? Wie wird informiert – sachlich, eventuell ironisch-distanziert oder suggestiv? Werden die Leser bzw. Zuhörer, Zuschauer direkt angesprochen?*

- *Die gängigen Modetrends und Farben bestimmen. Aktuelle Modezeitschriften auf zukünftige Trends auswerten. Diskussion über die Entwicklung führen.*

zu 1.5

- *Das eigene Einkaufsverhalten überprüfen am Beispiel der letzten Textileinkäufe: War es ein geplanter Kauf, oder ein Spontankauf aufgrund von Gefallen, vom Preis, von der Marke? Wurde der Kauf getätigt, weil's billig oder weil's teuer war oder um sich zu belohnen, einen Frust zu überwinden, oder...?*

- *Löst ein guter Kauf Freude aus oder wird die Stimmung nicht beeinflußt?*

zu 1.6

- *Klären, was man selbst für umweltfreundlich hält, um welche Art von Produkten es sich handelt. Selbsteinstufung des eigenen Verhaltens in bezug auf Textilkäufe, Textilpflege...*

- *Wandzeitung zum Thema »Mode und Umwelt« erstellen.*

zu 1.7

- *Situationen analysieren, bei denen man sich in der Kleidung besonders wohl bzw. unwohl gefühlt hat. Woran hat es gelegen?*

- *Sich selbst testen, ob bestimmte Farben bzw. Muster als angenehm oder besonders unangenehm empfunden wurden. Bewußt Farben und Designs wahrnehmen und eine Meinung dazu bilden.*

zu 1.8

- *Abschätzen, wie lange der eigene Kleidervorrat reichen würde, ohne Neuzukauf.*

- *Untersuchungen haben gezeigt, daß für eine Person 20 Teile Oberbekleidung, ohne Strümpfe und Unterwäsche, für ein Jahr reichen. Wie könnte ein solches Sortiment aussehen?*

- *Auf eine 14-tägige Wanderung können höchstens 3 Kilogramm Textilien mitgenommen werden. Was wäre verzichtbar, was wird unbedingt gebraucht?*

  Dazu einige Anhaltspunkte:

Kleidungsstück	***Gewicht in Gramm***
1 Paar Socken, dünn	*50*
1 Paar Socken, dick	*90*
Unterhemd	*75*
Slip	*40*
Jeans	*620*
Hose, dünn	*350*
T-Shirt, kurzärmelig	*125*
T-Shirt, langärmelig	*180*
Sweat-Shirt	*300*
Anorak, gefüttert	*650*

zu 1.9

- *Im Wirtschaftsteil von Tageszeitungen nach Informationen über Produktionsverlagerungen von Textilbetrieben in die Dritte Welt oder nach Nachrichten über die Inlandsproduktion suchen und die Folgen diskutieren.*
- *Nachrichten über den Textilhandel und die Textilproduktion im Ausland sammeln. Dritte-Welt-Initiativen über Auswirkungen auf die Bevölkerung in den Produktionsländern befragen.*

zu 1.10

- *Warenangebote im Oberbekleidungssektor in Prospekten oder im Handel daraufhin untersuchen, ob Farben, Musterung und Schnittgestaltung ein schnelles Veralten vorprogrammieren oder ob die Textilien längere Zeit tragbar bleiben.*

- *Überlegen, was ein Kleidungsstück zu einem Lieblingsstück werden läßt.*

- *Kleinere Reparaturen an Textilien selber ausführen. VHS-Kurse bieten Hilfen an, eventuell ließe sich auch eine Selbsthilfegruppe gründen, um entsprechendes Know-how zu erlernen.*

  Reparieren ist heute nicht nur ökonomisch sinnvoll, sondern es ist ein ökologisches Gebot!

zu 1.3 Zielgruppen im Markt für Damenmode

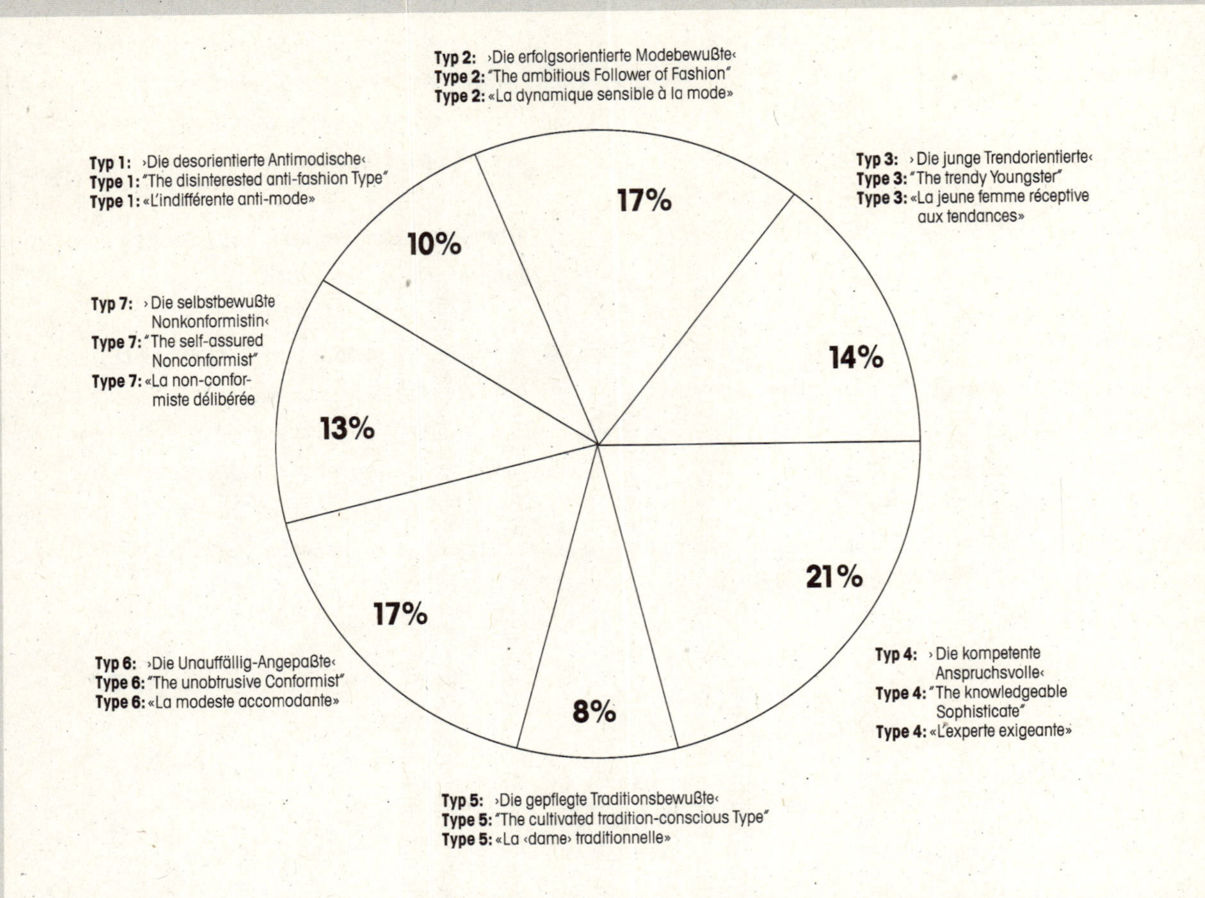

(Quelle: Der Spiegel, Outfit 2, S. 27, Hamburg 1990)

zu 1.3 Charakterisierung eines Kleidungstyps

Typ 4: 21%
›Die kompetente Anspruchsvolle‹

Einstellung zu Kleidung und Mode

Stellenwert
- Ein anspruchsvolles, gepflegtes und korrektes Outfit ist wichtig (beruflich wie privat)
- Fast drei Viertel sind der Ansicht, gerade eine Frau sollte immer gepflegt aussehen

Funktionen und Motive
- Hohe Ansprüche an Qualität und Stil, Wunsch nach Individualisierung und Kennerschaft
- Kleidung als Mittel der individuellen Selbstdarstellung (sorgfältige Auswahl von Materialien, Farben, Schnitten) wie als Ausdruck der gesellschaftlichen Stellung (Exklusivitätsbedürfnisse)

Einstellung zur Mode
- Souveräner Umgang mit der Mode, keine kritiklose Anpassung an die jeweils aktuellen Trends
- Individuelle Auswahl aus dem modischen Angebot, Pflege des eigenen Stils, Philosophie des ›anything goes‹

Orientierung beim Kauf

Einstellung zum Kauf
- Elaborierte, stark individualisierte Ansprüche an Qualität und Ästhetik
- Die wichtigsten Kriterien sind Stil und Eleganz, Spitzenqualität und Gesundheitsverträglichkeit

Markenorientierung
- Die Marke ist nicht ausschlaggebend, Kleidung muß den eigenen Stil- und Qualitätsvorstellungen entsprechen
- Bei Angeboten, die diesen Vorstellungen entsprechen, hohe Ausgabebereitschaft

Kaufverhalten
- Etwas überdurchschnittliche Kaufhäufigkeit bei DOB-Produkten
- Meist gezielte, selten spontane Käufe
- Unzufriedenheit mit der Beratungskompetenz des Handels

Bevorzugte Einkaufsstätten
- Fachgeschäft/Boutique
- Größeres Bekleidungshaus

Stilrichtung
- Klassisch-elegant

Merkmale
- Gepflegt, ordentlich/chic/ausgewogen, harmonisch/schlicht/elegant/klassisch

Milieu-Schwerpunkte

- Konservatives gehobenes Milieu
- Aufstiegsorientiertes Milieu

Demographische Schwerpunkte

- Mittlere Altersgruppen Schwerpunkt: 30 bis 50 Jahre
- Meist verheiratet
- Zwei- bis Vier-Personen-Haushalte
- Gehobene Einkommen DM 3500 und mehr (Haushaltsnettoeinkommen pro Monat)

(Quelle: Der Spiegel, Outfit 2, S. 34/35, Hamburg 1990)

zu 1.3 Zielgruppen im Markt für Herrenmode

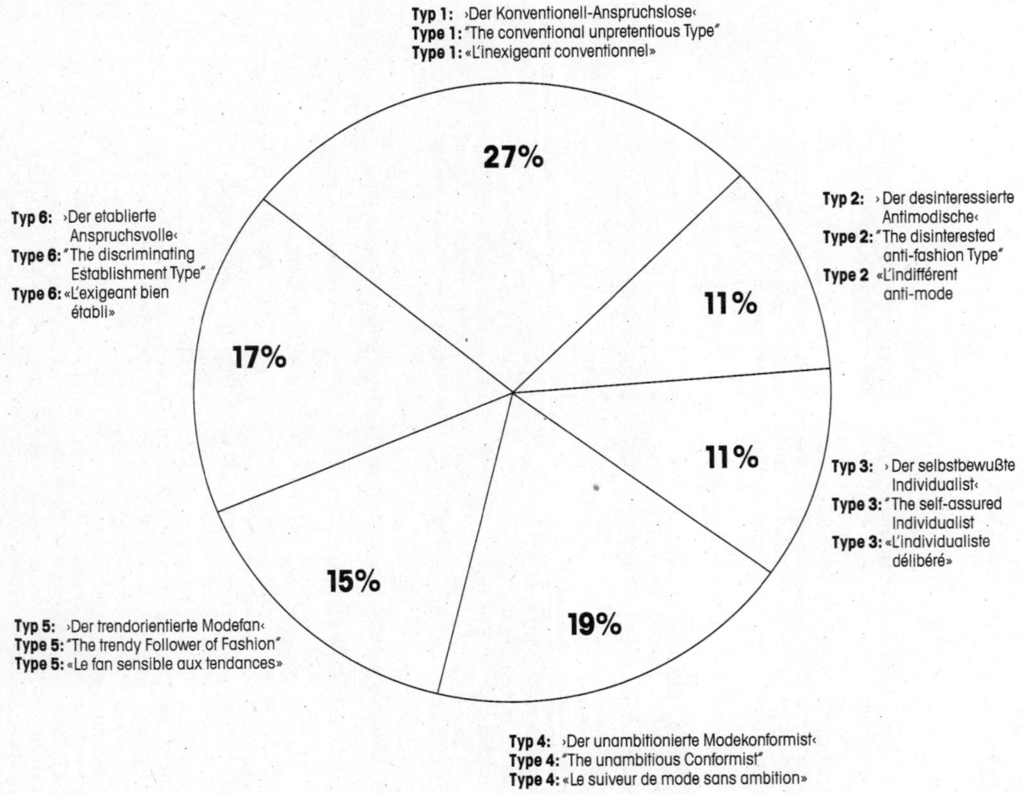

(Quelle: Der Spiegel, Outfit 2, S. 43, Hamburg 1990)

zu 1.4

Wir ahnungslosen Kleiderständer

Weil Kleider Leute machen, gibt es viele gemachte Leute – Keine Ode auf die Mode

Man stelle sich vor, dem „freien Bürger" würde eine Verordnung ins Haus flattern, die ihm folgendes Aktionsprogramm vorschriebe:

Vom 1.September an: Nach ausreichendem Schlaf in kniefreiem Pyjama mit einem Mindestgehalt von fünfzig Prozent Wohllaune aufstehen, fünfzehn Kniebeugen gen Westen und fünfzehn gen Osten an weit geöffnetem Fenster – Frühstück mit ausschließlich hellem Brot, Margarine und bis acht Uhr mit Honig, danach mit Stachelbeergelee – Verabschiedung von der Familie mit Handschlag oder angedeuteter Umarmung – bei Rückkehr Zurschautragung guter Stimmung – interfamiliäre Rundfrage nach dem Befinden – Quittieren von schlechten Nachrichten mit verständnisangereichertem aber kommentarlosem Lächeln – Zubettgehen in positiver Grundhaltung und ebensolchen Vorsätzen.

Die komplette Nation würde ob solch impertinenter Eingriffe auf die Barrikaden gehen – sofern sie dafür noch fit genug ist, plärrt sie doch schon bei der Diskussion um Tempolimits schrill zum abgasverdunkelten Himmel.

Undenkbar unter solch rigoroser Knute zu leben! Und doch – Reglements dieses Knebelungsgrades bestehen und werden von ahnungslosen Kleiderständern demutsvoll befolgt. Das Deckwort dafür – in der Desinformationsküche leicht bekömmlich zubereitet – heißt „Mode". Selbsternannte Diktatoren, die sich unter dem verharmlosenden Etikette „Modeschöpfer" ins Rampenlicht hieven, bestimmen halbjährlich in gnadenloser Manier, was „Mode" ist, was man zu tragen und schön zu finden hat. Daß sie sich dabei – obgleich Konkurrenten – absprechen, ist Voraussetzung für die Radikalwirkung der Fummel-Droge, die dadurch genügend Eigenschwung entwickelt, die angeschubste Woge flächendeckend voranzutreiben. Sie bestimmen nicht nur, welche Modefarbe nun plötzlich „in" zu sein hat, sondern auch in welchem Schnittmuster, Stil und mit welchen Beilagen sie zu servieren ist. Und siehe da – fünfundachtzig Prozent der Placebo-Individualisten gieren kalendergerecht nach dem vorgekauten Persönlichkeits-Etikett, grapschen es wie eine ofenfrische Erleuchtung und karren ganze Monatsgehälter zu den Verteilerstellen deren Betreiber bestens darauf eingeschossen sind, alles Bisherige scheußlich zu finden.

Es darf nicht sein, daß der Mensch lästiges Eigenempfinden dafür entwickelt, was ihm steht und gefällt, nur um den Pulsschlag des verordneten Wandels zu behindern. Wer aufmuckt widerspricht der Mode und ist in den Augen der „modernen" Menge, die man heimtückisch zum nebulösen „Man" haschiert hat, „out". Und da es mit der Selbstsicherheit des durch-trendierten Zeitgenossen mies bestellt ist, verpackt er sich emsig nach textilgöttlichen Geboten um seinen Rang im Wertesystem der Fassaden-Rasse zu halten. Die Mode hat soviel Blendkraft, daß es letztendlich egal ist, wer drinsteckt.

Bei manchem Schlußverkauf könnten Normalverdiener ein Vermögen sparen, trauen sich aber nicht, weil Farbe oder Schnitt im kommenden Jahr „out" sein könnten. Es ist unfaßbar mit welcher Blanko-Glaubensbereitschaft die jeweiligen Klamotten-Gebote angenommen werden. Dabei müßte schon mittelscharfes Nachdenken erkennen lassen, daß diese „heiligen" Kreationen dem Geschmack – und damit der Überzeugung – ihrer Schöpfer gar nicht entsprechen können, denn welcher Mensch mit einem Restbestand von Persönlichkeit ändert seinen Geschmack schon auf Kalenderkommando und findet vom Stichtag an Vergangenes scheußlich und Gegenwärtiges herrlich?

Um einen Identifizierungsnachweis mit ihren Werken zu erbringen, müßten die Textil-Päpste zumindest alle sechs Monate den Lebenspartner, das Automodell und die Religion wechseln.

So beschäftigen sie ihre Gläubigen mit hektisch wechselnden Outfit-Verschreibungen und lassen so keine Keimzeit für Zweifel an ihrer Kompetenz aufkommen. Natürlich haben sie wertvolle Ministranten bei den Multiplikatoren wie dem Fernsehen, deren Sprecherinnen und Sprecher mit dem verordneten Trend den Bildschirm abfüllen. Man staunt wozu solche Jünger fähig sind.

Weil wir stets gefallen wollen, gefallen uns Sachen, die uns gefällig machen. „Man" trägt – „man" hat – „man" tut . . . ist das Ziehwort unserer Klamotten-Religion. Stampft man genügend unmündige Kleiderständer zu einer homogenen Grundmasse ein, wird daraus das handliche nebulöse „Man", mit dem man uns so elegant „man"-ipulieren kann, obgleich es aus uns selbst gewonnen wurde. Kaum haben die Trend-Götter einen neuen Happen von ihrer Knute abgebissen, durchgekaut, vorverdaut und medienwirksam ausgespuckt, haben wir nichts anderes mehr im Sinn als nach diesen persönlichkeitsersetzenden Massenschnittmustern zu lechzen. *Dieter Schefold*

Bequemer ist's . . .

Kleider machen Leute –
zur anonymen Meute.
Ist diese Meute dann im Fluß,
ist mit der Selbstbestimmung Schluß.
Bei dieser nämlich müßt' man denken
– bequemer ist's – wenn andere lenken.
Solang wir solches nicht verändern,
verkommen wir zu Kleiderständern.

(ds)

(Quelle: Schwäbische Zeitung, 3.9.1994)

zu 1.9 Kinderarbeit weltweit

Region/Land	alle Wirtschaftsbereiche Anzahl Fälle: Kinderarbeit insg.	alle Wirtschaftsbereiche Anzahl Fälle: davon Kindersklaven	Teppichindustrie Anzahl Fälle: Kinderarbeit insg.	Teppichindustrie Anzahl Fälle: davon Kindersklaven
Welt	100 bis 200 Mio.	20 Mio.		
Nepal	2 Mio.	über 1 Mio.	100.000 bis 200.000	50.000 bis 150.000
Pakistan	über 8 Mio.	7,5 Mio.	500.000	über 50.000
Indien	offiziell: 44 Mio. Schätzungen: 50 bis 100 Mio.	8 bis 15 Mio.	150.000 bis 300.000	50.000 bis 100.000

RUGMARK

(Quelle: Rugmark-Foundation)

Zum Beispiel Nepal:

Das bittere Los der kleinen Teppichknüpferin

Seit über zwei Jahren arbeitet Mainya Tamang in einer Teppichfabrik in Cahabil, einem schäbigen Vorort Katmandus, der Hauptstadt des Himalaja-Königreiches Nepal. Vierzehn bis siebzehn Stunden täglich sitzt sie vor ihrem Webstuhl, sieben Tage in der Woche. Es ist stickig, die Luft ist voller Wollstaub. Mainya hustet ständig. Ihre Hände haben tiefe Schnittwunden, kaum verheilt. Sie arbeitet hastig, sieht sich immer wieder nach dem Aufseher um, der sie mit dem Fahrradschlauch schlägt, wenn sie das Pensum nicht schafft. Mainya ist knapp fünf Jahre alt.

aus: die tageszeitung, 11.9.93

(Quelle: Terre des hommes, Misereor, Brot für die Welt, Aktionsbrief Teppichknüpfer)

zu 1.9 Produktion von Textilfasern

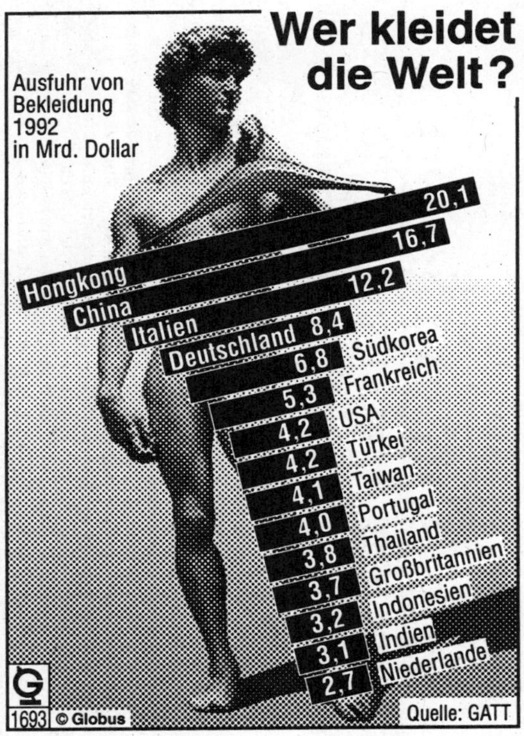

zu 1.9

Shirin näht Kragen an: 60 die Stunde, 700 am Tag

Steigende Lohnkosten in der fernöstlichen Textilindustrie haben ausländisches Kapital nach Bangladesch gelockt

Von Uwe Hoering

„Zack" klebt der Halbwüchsige noch den Grünen Punkt auf, dann ist das Hemd, Made in Bangladesch, fertig, in Klarsicht-Folie verpackt für ein deutsches Versandhaus, mit deutschsprachigem Beilege-Zettel und Recycling-Versprechen.

Die Fabrik von Shibli Rubayat-ul-Islam in Dhaka, der Hauptstadt von Bangladesch, ist eigentlich nur eine größere Schneiderei, untergebracht in einer Halle auf dem dritten Stock eines Gebäudes im Stadtteil Banani. Auf den Etagen darunter sind ähnliche Manufakturen, auf den beiden Etagen darüber ebenfalls, und auch in den zehn Häuserblocks rechts und links wird überwiegend Bekleidung für den Export produziert.

Der uniformierte Wachdienst, der den Chef jedesmal, wenn er kommt, militärisch zackig begrüßt, soll vor allem aufpassen, daß niemand ein Hemd mitgehen läßt, um den bescheidenen Lohn aufzubessern.

Außer dem Wachposten beschäftigt Shibli in seinem Betrieb etwa 450 Menschen. Zwei Drittel davon Frauen. Die Männer schneiden zu, bügeln die fertigen knallbunten Hemden und verpacken sie. An den meisten Nähmaschinen sitzen junge Frauen. Sechs bis sieben Mark bekommt Shibli je Hemd, Frachtkosten eingeschlossen. Im Versandhaus-Katalog ist es mit 25,- DM ausgezeichnet.

Umgerechnet rund 20 Pfennig davon bekommt die Näherin Shirin, das macht im Monat 50 Mark, etwas mehr als der offizielle Mindestlohn. Dafür arbeitet sie im Akkord. Sechs Tage in der Woche, zwölf Stunden am Tag, davon drei doppelt bezahlte Überstunden. Und das unter Bedingungen wie in europäischen Fabriken des vergangenen Jahrhunderts. Die sanitären Einrichtungen für die Arbeiterinnen sind unzureichend, eine Kantine gibt es nicht, erst recht keinen Kündigungsschutz.

Shirin näht Kragen an Rückenteile, 60 die Stunde, 700 am Tag. Eine Handlangerin, kaum älter als zwölf Jahre, reicht das Teil dann weiter zur nächsten Näherin, die die Brusttasche aufsetzt. Eine halbe Stunde dauert es von der ersten Naht bis zum letzten Knopfloch. Das Mädchen, das täglich in Hunderte von Hemden Nädelchen für die Verpackung steckt, hat seine wunden Fingerkuppen mit Pflaster beklebt.

In der Bekleidungsindustrie von Bangladesch herrscht Gründerzeit-Stimmung. Umgerechnet etwa 500 000 Mark hat Shibli, ein jung-dynamischer Mittzwanziger, vor zwei Jahren investiert. Das Geld hat sich längst amortisiert. Wie seine Fabrik ist jede zweite der mittlerweile 1400 Produktionsstätten im Textilbereich mit insgesamt rund 800 000 Beschäftigten jünger als drei Jahre. In den Luxushotels von Dhaka haben Aufkäufer aus Europa und den USA Dauer-Domizil bezogen. Im Mai 1993 lag der Export des Industriezweigs um 33 Prozent höher als ein Jahr zuvor, in den vergangenen zehn Jahren ist die Ausfuhr von Hemden, T-Shirts, Strickwaren und Anzügen um das Achtfache auf mehr als eine Milliarde US-Dollar gestiegen. Mit einem Export-Anteil von mehr als 60 Prozent hat sie längst die traditionellen Devisenbringer wie Jute und Tee weit abgeschlagen.

Steigende Lohnkosten in Fernost haben ausländisches Kapital und Aufkäufer nach Bangladesch gelockt. Als zusätzlichen Anreiz hat die Regierung für exportorientierte Unternehmen die Zölle für die Einfuhr von Maschinen und Vorprodukten gesenkt oder ganz aufgehoben, so daß importierte Stoffe billiger sind als einheimisches Tuch. Wie einst Taiwan oder Thailand möchte auch Bangladesch seine Industrialisierung mit der Verarbeitung von Textilien ankurbeln.

Mehr als zwei Drittel der Beschäftigten in der Bekleidungsindustrie sind Frauen. Unternehmer bevorzugen sie, weil sie weniger aufmüpfig sind als Männer. 70 Prozent der Frauen sind jünger als 24 Jahre, die meisten unverheiratet. Im Schnitt verdienen sie ein Drittel weniger als die männlichen Beschäftigten, besser bezahlte Posten wie Vorarbeiter oder Zuschneider sind ihnen weitgehend verschlossen. Diese Arbeiten seien für sie zu schwer, meint Shibli, außerdem würden die meisten aufhören, wenn sie heiraten. Da lohnt es sich für ihn nicht, sie für die qualifizierteren Arbeiten auszubilden.

Trotzdem haben die neuen Beschäftigungsmöglichkeiten den Arbeiterinnen neue Freiheiten gebracht. Das eigene Einkommen macht sie selbständiger und selbstbewußter. Berufstätigkeit von Frauen, die in dem Land mit seiner mehrheitlich islamischen Bevölkerung bis vor kurzem verpönt war, wird nun eher akzeptiert.

Zumindest in Dhaka, wo die meisten Betriebe angesiedelt sind, hat die junge Bekleidungsindustrie einen kräftigen wirtschaftlichen und sozialen Wandel gebracht. Die Hoffnung, das Zugpferd Textilexporte würde auch andere Branchen beleben, ist allerdings bislang nicht in Erfüllung gegangen. Und die Zukunft bleibt unsicher. Die Vermarktung wird fast ausschließlich durch ausländische Aufkäufer kontrolliert, die die Preise diktieren. Stoffimporte sind notwendig, da die einheimische Textilindustrie zu teuer ist und den Qualitätsanforderungen für den Markt in den Industrieländern nicht entspricht. Bangladeschs Bekleidungsindustrie bleibt damit anfällig für Konkurrenz durch neue Billiglohnländer wie etwa Vietnam. Shibli Rubayat-ul-Islam ist dennoch optimistisch. Er prophezeit eine Verdopplung der Betriebe und der Beschäftigtenzahl bis zum Jahr 2000.

(Quelle: Frankfurter Rundschau, 25.6.1994)

zu 1.9

Jeans aus Lesotho überschwemmen den Markt

Das Bergkönigreich ist ein Steuerparadies für Hersteller

Von unserem Korrespondenten

Kapstadt (wd) - Die verwaschenen, hellblauen und angeblich authentischen „Western Jeans", die soviele Teenager in New York oder Berlin tragen, kommen vermutlich aus Lesotho. Das kleine Bergkönigreich im Herzen Südafrikas exportiert jedes Jahr allein in die USA über fünf Millionen Jeans. Ein Großteil davon wird in der C&Y Garments-Fabrik in Lesothos Hauptstadt Maseru gefertigt, wo 1300 Arbeiter jeden Tag etwa 18 000 dieser Hosen produzieren. Management und Eigentümer sind taiwanesisch, sämtliche Rohstoffe kommen aus dem Fernen Osten. Die gesamte Produktion ist für den Export. Wie alle anderen ausländischen Unternehmen, die gerade jetzt nach Lesotho strömen, ist auch die taiwanesische Muttergesellschaft durch die niedrige Besteuerung (maximal 15 Prozent für Herstellerfirmen), den günstigen Zugang zu den westlichen Exportmärkten sowie die billige Arbeitskraft an den Südzipfel Afrikas gelockt worden.

In den vergangenen fünf Jahren hat Lesotho seine Produktion auf diese Weise um mehr als 50 Prozent erhöhen können. Nirgendwo in Schwarzafrika sind in den letzten Jahren solch hohe Wachstumsraten erzielt worden. Der Industriesektor steuert inzwischen 36 Prozent des Bruttosozialprodukts von Lesotho bei, verglichen mit 25 Prozent im Jahre 1987. Und die Exporte von Fertigwaren sind in demselben Zeitraum von 60 Mill. auf fast 150 Mill. DM gestiegen. Von den 17 500 Jobs in Lesothos Herstellungsindustrie, sind genau die Hälfte in den letzten sechs Jahren geschaffen worden, zumeist durch die Hilfe der Lesotho National Development Corporation (LNDC). Die meisten Stellen sind in der Textil- und Schuhindustrie entstanden. Hier liegen die Mindestlöhne im allgemeinen um 30 Prozent unter denen in Südafrika. Dennoch haben die Arbeiter etwa bei C&Y-Garment inzwischen eine fast ebenso hohe Produktivität erreicht wie die Arbeiter bei der Mutter in Taiwan.

Im Gegensatz zu ihrem südafrikanischen Pendant stehen Lesothos Gewerkschaften in dem Ruf, weit weniger militant zu sein. Obwohl auch hier fast 90 Prozent der Arbeiter einer Gewerkschaft angehören, sind Streiks eine Seltenheit. Die Arbeitgeber wehren sich jedoch gegen Vorwürfe, daß die hohe Arbeitslosigkeit in Lesotho den Protestdrang jener dämpft, die eine Erwerbsmöglichkeit haben. Die Sorgen des südafrikanischen Gewerkschaftsbundes, daß die Entwicklungen in Lesotho seine eigene Verhandlungsposition unterminieren könnten, sind durch die verschiedenen Anreize, die Lesothos Entwicklungsgesellschaft (LNDC) potentiellen Investoren bietet, nicht geringer geworden. LNDC-Direktor Pako Petlane: „Südafrikas Gerwerkschaftsbund ist der mächstigste in Afrika, wenn nicht gar auf der Welt. Er hat enorme Lohnerhöhungen durchgesetzt, ohne daß gleichzeitig die Produktivität gestiegen wäre. Dies muß zwangsläufig zu einer höheren Arbeitslosigkeit führen." Lesotho ist deshalb bereits seit langem von südafrikanischen Firmen zur Umgehung von Sanktionen genutzt worden. Und vom Ausland auch.

(Quelle: Schwäbische Zeitung, 13.8.1994)

2. Die textilen Rohstoffe – wie wirken sich Anbau/Gewinnung bzw. Herstellung auf Umwelt und Gesundheit aus?

2. Die textilen Rohstoffe – wie wirken sich Anbau/Gewinnung bzw. Herstellung auf Umwelt und Gesundheit aus?

2.1 Die textilen Rohstoffe im Wandel

Vor 200 Jahren noch bestanden hierzulande die wenigen Bekleidungstextilien, die jeder zur Verfügung hatte, zu etwa 70 % aus Wolle und zu 30 % aus Leinen. Um die Wende vom 19. zum 20. Jahrhundert waren 74 % aus Baumwolle, 20 % aus Wolle und nur noch 6 % aus Leinen. Heute verteilt sich die Welterzeugung textiler Rohstoffe für Bekleidung auf 51 % Chemiefasern, 45 % Baumwolle und 5 % Wolle, alle übrigen Fasern wie Leinen, Seide, Ramie liegen in ihrer Gesamtmenge unter 1 % und werden von der Statistik nicht mehr erfaßt.

Mit dieser Entwicklung sind tiefgreifende soziologische, ökonomische und ökologische Veränderungen verbunden. Die Verdrängung von Leinen durch die Massenfaser Baumwolle im 18. und 19. Jahrhundert war nur durch den arbeitsintensiven Plantagenanbau in den Südstaaten Nordamerikas möglich, was wiederum die Einfuhr der Negersklaven als Voraussetzung hatte. Das brennendste soziale Problem der USA heute hängt somit unmittelbar mit der Ausbreitung der Baumwolle zusammen.

Die industrielle Revolution Ende des 18. Jahrhunderts setzte mit der Erfindung des mechanischen Webstuhls und der Spinnmaschine ein, und am Anfang der chemischen Großindustrie stand die Entwicklung und die Fabrikation synthetischer Farben. Die ehemaligen Namen »Farben Bayer«, »Farben Höchst« weisen auf diesen Produktionszweig hin.

Auf der anderen Seite bedingten diese Neuerungen die Verelendung ganzer Handwerkerzweige wie die der Weber und ließen weite Landstriche, die sich bis dahin auf den Anbau von Färberpflanzen spezialisiert hatten, verarmen.

Heute sind Neuentwicklungen im Bereich der Chemiefasern vor allem dabei, auf dem technischen Sektor bisher ungeahnte Einsatzmöglichkeiten zu erobern. Technische Textilien sind aus Luftfahrt, Raumfahrt, im Bauwesen etc. nicht mehr wegzudenken. Sie umfassen derzeit etwa 20 % der Textilproduktion und sollen bis zum Jahre 2000 bis zu 50 % ausmachen.

Bei den Fasern, die wir in der Bundesrepublik Deutschland in unserer Bekleidung bevorzugen, liegen die Naturfasern immer noch an erster Stelle: 54 % Baumwolle, 9 % Wolle und 37 % Chemiefasern – davon sind 29 % synthetischen Chemiefasern und 8 % Zelluloseregenerate – bildeten 1993 die Zusammensetzung, während bei Heimtextilien mit 75 % die Chemiefasern überwogen und 20 % auf Baumwolle und 5 % auf Wolle entfielen.

Auf die Frage nach Gesundheit und Umweltverträglichkeit vertritt auch heute noch die Mehrzahl der Bevölkerung die Ansicht, daß durch Verzicht auf Chemiefasern, d.h. Bevorzugung der Naturfasern diese Problematik zu lösen wäre. Eine Antwort ist aber nur nach eingehender Auseinandersetzung möglich.

2.2 Zum Beispiel Baumwolle

Baumwolle als die wichtigste Faserpflanze wird ihre Spitzenstellung auch weiterhin behalten. Seit 1969 hat sich die Weltproduktion an Rohbaumwolle fast verdoppelt, obwohl die Anbauflächen nur etwa um ein Zehntel zugenommen haben, d.h. die Steigerung ist auf eine Erhöhung der Flächenerträge zurückzuführen. Bessere Bewässerungsmethoden, intensivere Düngung und ertragreichere Sorten sind die Ursachen dafür. Eine derartige Produktivitätszunahme ist jedoch für die kommende Zeit nicht zu erwarten, wenn auch die Erträge einzelner Länder nach Expertenmeinung steigerungsfähig wären.

Baumwolle ist eine sehr anspruchsvolle Kulturpflanze mit hohen Anforderungen an klimatische Bedingungen, Bodenqualität und Wasserverfügbarkeit.

Im Plantagenanbau werden heute ausschließlich einjährige Sorten kultiviert, d.h. zweijährige Sträucher und mehrjährige Baumwollbäume sind nur noch historisch und genetisch interessant. Zum Keimen und Wachsen brauchen die Pflanzen mindestens eine Temperatur von 15 °C bei einer Vegetationsperiode von 150-180 frostfreien Tagen. Diese Voraussetzungen engen den Anbau auf einen Baumwollgürtel ein, der von ca. 32° südlicher Breite bis etwa 45° nördlicher Breite – in den Steppen Westasiens mit kontinentalem Klima – reicht.

China, Indien und Pakistan erzeugen zusammen 45 %, die USA, GUS-Staaten und Afrika ohne Ägypten jeweils zwischen 13 und 14 % der Weltproduktion. In die restlichen 15 % teilen sich 17 bedeutendere Anbauländer und nahezu 50 Länder mit geringem Ertrag. So liegt zum Beispiel der EU-Anteil an Baumwolle mit den Hauptländern Griechenland und Spanien bei etwa 1,6 %.

Insgesamt wird auf etwa 2,4 % der Weltackerfläche Baumwolle angebaut. Angesichts der Welternährungslage und der allgemein abnehmenden Fruchtbarkeit der Ackerböden, läßt sich die Anbaufläche sicherlich nicht nennenswert erhöhen.

Chemikalieneinsatz und seine Folgen

Der Einsatz an Pestiziden und Düngemitteln ist sehr hoch, wenn auch in den einzelnen Anbauländern unterschiedlich: Während etwa in Westafrika bei 5 – 6 Spritzungen 12 – 15 l Chemikalien pro Hektar versprüht werden, sind es im Sudan bei doppelt sovielen Spritzmaßnahmen nur 6 l pro Hektar. In den bäuerlichen Anbaugebieten Afrikas ist die persönliche Belastung des Arbeitenden besonders hoch, da mit der Rückenspritze gearbeitet wird. Dagegen sind beim Versprühen von Flugzeugen aus vielfach Frauen und Kinder, die oft während der Spritzkampagnen auf den Feldern arbeiten, wie Berichte aus Pakistan und den GUS-Staaten eindringlich beschreiben, besonders betroffen.

Insgesamt geht man davon aus, daß etwa ein Fünftel der weltweit verbrauchten Düngemittel und Insektizide auf Baumwollfeldern landen, da hohe Erträge nur mit intensiven Düngergaben zu erreichen und die Monokulturen von vielerlei Schädlingen bedroht sind. Wegen der sehr raschen Bodenermüdung sollten ausgeklügelte Fruchtfolgen bzw. Brachen einen Ausgleich schaffen, was aber vielfach durch noch höhere Düngergaben kompensiert wird.

In allen Ländern mit Plantagenanbau wird Baumwolle üblicherweise maschinell geerntet. Etwa 14 Tage vor dem Termin zu dem ca. 70 % der Baumwollkapseln reif sind, werden großflächig von Flugzeugen aus Entlaubungsmittel versprüht. Bis vor kurzem war Agent Orange dabei, das im Vietnamkrieg eine traurige Berühmtheit erlangt hat. Die Mittel heute sind ebenso wirksam und vermutlich nicht weniger gefährlich.

Schätzungen der Weltgesundheitsorganisation (WHO) gehen davon aus, daß jährlich 1,5 Millionen Menschen gesundheitliche Schädigungen infolge des Pestizideinsatzes bei Baumwolle davontragen, 28.000 davon mit tödlichen Folgen.

In den Gebieten, wo Baumwolle von Hand gepflückt wird, entfällt das Ausbringen von Entlaubungsmitteln. Geerntet wird von Baumwollpflückern, die als Saisonarbeiter am untersten Ende der Lohnskala stehen. Sie verdienen weit weniger als die ärmsten Bauern, vielfach sind es daher Frauen und Kinder, die auf den Feldern arbeiten.

Die Folgen des Chemikalieneinsatzes für die Umwelt: Die Böden werden belastet, ein Teil gelangt in das Grundwasser. Aus Kasachstan und anderen Baumwollanbauregionen häufen sich in der letzten Zeit die Meldungen, daß das Land nahezu unbewohnbar geworden ist. Der intensive Bewässerungsanbau von Baumwolle in den 60er Jahren hat inzwischen durch die Versalzung der Böden zu einer Versteppung weiter Gebiete geführt. Die verbliebene Bevölkerung leidet zu 80 % an Krankheiten, die durch aufgewirbelte Insektizide, Dünge- und Entlaubungsmittel verursacht sind, d.h. die Lebenserwartung ist drastisch gesunken, vor allem die Säuglings- und Kindersterblichkeit sind sehr hoch, zumal kein geeignetes Trinkwasser mehr zur Verfügung steht.

Wasserbedarf im Baumwollanbau

Baumwolle braucht zum Wachsen in den ersten Monaten sehr viel Wasser, während der Reife sind jedoch Niederschläge unerwünscht, da die Faserqualität durch Pilzsporen mit Stockfleckenbildung u.ä. stark leidet. Dies hat dazu geführt, daß der Bewässerungsanbau mit leichter regulierbaren Wassergaben weltweit zugenommen hat. In diesen meist steppenartigen Gebieten ist der Wasserverbrauch zum kritischen Faktor überhaupt geworden, und es erfordert hohes technisches Know-how, einer Versalzung der Böden entgegenzuwirken und den Wasserverbrauch zu reduzieren. So werden beispielsweise im Sudan für 1 kg Rohbaumwolle durchschnittlich 29 m^3 Nilwasser verbraucht; ähnlich sind die Verhältnisse in den Steppen um den Aralsee, die inzwischen zu einer der gravierendsten ökologischen Katastrophengebiete der Welt überhaupt geworden sind. In Israel dagegen sind es nur etwa 7 m^3 Wasser pro kg Rohbaumwolle. Doch sowohl am Nil als auch am Indus oder in Israel gab und gibt es neben den ökologischen die politischen Probleme wegen der Trinkwasserverknappung und der drohenden Versteppung.

Energiebedarf

Die Berechnungen, wieviel Energie aus nicht nachwachsenden Rohstoffen erforderlich ist, um ein Kilogramm Rohbaumwolle zu erzeugen, zeigen ebenfalls große Unterschiede bei den einzelnen Herkunftsländern. Wird in den USA etwa 1 kg Rohöläquivalent, d.h. nicht regenerierbarer Energie für 1 kg Rohbaumwolle verbraucht, so sind es in Westafrika und im Sudan 0,3 bis 0,5 kg Rohöläquivalente. An die Stelle des Maschineneinsatzes tritt im bäuerlichen Anbau verstärkt die Handarbeit. Bei diesen Rohöläquivalentberechnungen sind der Energieaufwand für Düngemittel, Pestizide und Bodenbearbeitung berücksichtigt.

Weitere Probleme der Produktion

Wir beziehen derzeit über 20 % unseres Baumwollbedarfs aus Afrika. Nach Berichten der FAO subventionieren die meisten der schwarzafrikanischen Staaten den Baumwollanbau als »cash-crop«, d.h. Devisenbringer. Die Ernte im kleinbäuerlichen Betrieb ist im ersten Jahr normalerweise gut, da Saatgut und Düngegaben stimmen, der Boden noch unverbraucht ist. Vom Erlös wird jedoch nur ein Teil in den Baumwollanbau reinvestiert, da in erhöhtem Umfang Nahrungsmittel gekauft werden müssen und das Bargeld verstärkt zu Prestigekäufen verleitet. Der Ertrag im zweiten Jahr nimmt in der Regel beträchtlich ab und damit auch der Erlös und im dritten Jahr kann sich der Bauer selbst kein Baumwollhemd mehr leisten, d.h. die Schere zwischen den Baumwollproduzenten und den Konsumenten klafft immer weiter auseinander.

Als weiterer Faktor kommt hinzu, daß die Entkörnungsanlagen meist weitab vom Erzeuger liegen, d.h. daß er nicht in den Genuß der 100 kg Öl oder 200 kg Saatkernkuchen mit sehr wertvollen Proteinen, die je bei 1000 kg Rohbaumwolle anfallen, kommen kann.

Alle diese Probleme, die fernab beim Erzeuger bleiben, interessieren uns Mitteleuropäer bei unserem Textileinkauf wenig. Im Sinne einer notwendigen umfassenden gesundheitlichen ökologischen und sozialen Betrachtung von Produkten, können sie jedoch nicht mehr länger vernachlässigt werden.

Rohbaumwolle und Gesundheit

Die Gesundheitsdiskussion, die in den letzten Jahren im Textilbereich entstanden ist, befaßt sich in erster Linie mit der Verträglichkeit von Rohbaumwolle.

Um die Baumwollfaser während der Reife gegen Feuchtigkeit, Tau und Regen zu schützen, entwickelt sich eine wachshaltige, wasserabstoßende Cuticula, die als Häutchen den äußersten Faserabschluß bildet. Alle fettfreundlichen Substanzen wie Insektizide, Pestizide und Welkemittel lagern sich darauf ab.

Naturbelassene Rohbaumwolle erfüllt in keiner Weise die bekleidungsphysiologischen Erwartungen, die wir an den Tragekomfort der Faser stellen, da sie Wasser abperlen läßt. Der erste Schritt der Vorbereitung von Rohbaumwolle für die Weiterverarbeitung ist daher die Entfernung der Cuticula mit allen eingelagerten Substanzen. Beim Abkochen mit Natronlauge und anderen Zusätzen können dabei über 20 Gewichtsprozent von der Rohfaser abgewaschen werden.

Durch die Bearbeitung der Rohbaumwolle wird auch der größte Teil der Pestizidrückstände entfernt, so daß die verbliebenen Pestizidmengen in der Baumwollfaser sehr gering sind. Neuere Untersuchungen haben gezeigt, daß der Grenzwert für Pestizide, 100 mg pro Kilogramm Baumwolle (Gesamtpestizidgehalt), der von vielen Verbänden für Textilien mit Öko-Label festgesetzt wurde (siehe auch Kap. 4), immer weit unterschritten wird.

Die Entsorgung der pestizidhaltigen Abwässer ist dagegen für die Ausrüstungsbetriebe ein besonderes Problem, vor allem wenn etwa DDT, Lindan oder andere Insektizide, die bei uns längst verboten sind, festgestellt werden.

Heute werden allerdings weniger Rohbaumwolle, dafür mehr Halbfertig- oder Fertigprodukte importiert. Die Frage der umweltgerechten Entsorgung wird somit in die Erzeugerländer verlagert, die wegen fehlender Mittel oder mangelnden Umweltbewußtseins vielfach keinerlei Umweltauflagen haben oder berücksichtigen. Indirekt wird die weltweite Umweltbelastung auf diese Weise verstärkt.

»Biobaumwolle« als Lösung?
Seit einige kritische Journalisten über die katastrophalen ökologischen Folgen des herkömmlichen Baumwollanbaus berichtet haben, entstehen immer mehr Projekte, die sich dem »biologischen« Anbau widmen. Derartige Projekte gibt es bereits in den USA, in Südamerika, in Pakistan, Indien, Ägypten und vor allem in der Türkei. Ziel ist es, durch optimale Standortwahl für entsprechende Sorten, durch organische Düngung, intensive Bodenbearbeitung, biologische Unkraut- und Schädlingsbekämpfung ohne Pestizide auszukommen. Die Einhaltung der Rahmenrichtlinien kontrolliert die IFOAM (International Federation of Organic Agriculture Movements), der internationale Zusammenschluß der ökologischen Landbauverbände. Bio-Baumwollprojekte werden von den europäischen Kontrollinstitutionen nach der EU-»Bio«-Verordnung kontrolliert, die noch genauer ist. Was die Erträge anbetrifft, weichen die Angaben sehr stark voneinander ab – sie reichen von etwa 50 % bis über 80 % im Vergleich zum herkömmlichen Anbau. Der Anteil an Baumwolle aus kontrolliert ökologischem Anbau wird momentan mit einem Promille der Welterzeugung angegeben, ist also noch verschwindend klein. Die Idee ist mit Sicherheit begrüßenswert, inwieweit sich der Anbau auszudehnen vermag, wird nicht zuletzt von unserem Verbraucherverhalten beeinflußt werden.

Daneben existieren noch abgewandelte Formen des »Integrierten Baumwollanbaus«, bei dem die üblichen Pestizide nur gezielt eingesetzt werden. Da keine verbindlichen Richtlinien existieren, sagen Bezeichnungen wie aus »naturnahem Anbau« oder »umweltverträglichem Anbau« wenig aus.

2.3 Leinen, die ökologische Faser der Zukunft?

Nach dem zweiten Weltkrieg war der Flachsanbau in der Bundesrepublik völlig zum Erliegen gekommen und damit ist auch die weiterverarbeitende Industrie, z.B. Flachsröstereien, verschwunden. Ursache dafür war wohl der aufwendige, arbeitsintensive Anbau und die besseren Gewinnchancen bei anderen Feldfrüchten einerseits und die Billigfaser Baumwolle andererseits. Seit der Diskussion um Flächenstillegung und Getreideüberproduktion wird auch bei uns seit einigen Jahren wieder Flachs angebaut. Die Berichte über die Rentabilität gehen auseinander, mit dem Rückgang der Subventionen sinkt offensichtlich das Interesse am Anbau. Dazu kommt, daß wir den Flachs zur Weiterbearbeitung ins Ausland, vorwiegend nach Belgien und den Niederlanden fahren müssen.

Aus 100 kg Flachsstroh werden durchschnittlich 9 % Langfasern, 7 % Kurzfasern, 11 kg Leinsamen und 45 % Schäben gewonnen. Für feine Bekleidungsstoffe wird Langflachs verwendet, Rustikaleffekte können eventuell mit Kurzflachs erzielt werden.

Was die Umweltverträglichkeit anbetrifft, wird der Flachsanbau sehr positiv eingeschätzt. Zusätzliche Bewässerung ist bei unserem Klima nicht erforderlich, auch die Aufwendungen für Dünger und Spritzmittel sind vergleichsweise gering. Der Energiebedarf liegt mit etwa 0,4 l Rohöläquivalent pro kg Flachsfaser günstiger als bei Baumwolle.

Die Rückstände sind problemlos zu kompostieren, Textilien aus 100 % Leinen verrotten ebenfalls, wenn sie nicht andere Materialien wie Polyesternähgarn oder Reißverschlüsse etc. enthalten.

Was hindert uns also daran, wieder mehr Flachs in der Bekleidung zu verwenden? In erster Linie sind es die Fasereigenschaften, die den modernen Textilansprüchen nicht genügen.

»Leinen knittert edel« war der Werbeslogan der ersten Leinenwelle in der Bekleidung vor einigen Jahren. Will man sich nicht mit dem Knitterlook anfreunden, dann steht eine aufwendige Pflege an. Als Naturfaser sollte Leinen, besonders wenn es weiß oder hell gemeint ist, bei mindestens 70° C gewaschen werden. Bügeln ist ebenfalls zeitraubend. Fasermischungen wiederum oder knitterarmes/knitterfreies Leinen sind entweder mit Polyesterzusatz oder durch Hochveredelung pflegeleicht gestylt, d.h. die vom Leinen erwarteten Eigenschaften sind reduziert, ebenso trifft der ökologische Aspekt der Verrottbarkeit nicht mehr zu.

Noch eine andere Eigenschaft zeigt die Fragwürdigkeit von Flachs als Faser für ein breites Einsatzgebiet: Leinen ist zwar die reißfesteste Pflanzenfaser, die bei uns auf dem Markt ist, ihre Scheuerfestigkeit ist jedoch verhältnismäßig gering, wie jeder an schnell aufgescheuerten Kanten feststellen kann.

Früher wurde Leinen in der Wäsche allenfalls kurz gebürstet, heute reiben unsere Waschmaschinen die Fasern stundenlang, der Faserverschleiß ist demzufolge sehr groß. Großmutters Servietten, die früher länger als ein Leben gebrauchsfähig waren, sind heute innerhalb weniger Jahre verschlissen.

Je nach Modetrend wird Leinen favorisiert für Oberbekleidung aller Art. Eine echte Alternative zu Baumwolle wird es wohl nie mehr werden.

2.4 Wolle als ökologische Alternative?

Von unserem Wollbedarf in der Bekleidung von insgesamt 9 % können wir etwa 5 % mit Inlandwolle decken. Der Rest wird importiert, vor allem aus Australien, Neuseeland, Uruguay und Brasilien. Die Schafe werden in den Steppengebieten in riesigen Herden gehalten, d.h. um einen massiven Schädlingsbefall zu vermeiden, müssen Pestizide eingesetzt werden. Alle diese fettfreundlichen Substanzen lösen sich im Wollfett, im Lanolin.

Vor einiger Zeit gingen Meldungen von belasteter Rohwolle durch die Presse, die vor den allergie- und krebsverdächtigen chlororganischen Insektiziden wie DDT, Lindan, Dieldrin warnten. Das Internationale Wollsekretariat (IWS) hat daraufhin allen Mitgliedstaaten des IWS (Australien, Neuseeland, Südafrika, Uruguay und Brasilien) den Einsatz der betreffenden Mittel untersagt, was allerdings nicht ausschließt, daß anderweitige Wollimporte belastet sein können.

Vom IWS kontrollierte Erzeugnisse, die mit dem Schurwollsiegel, dem Kombiwollsiegel oder auch mit dem Gütesiegel COOL WOOL ausgezeichnet sind, dürften vom Rohstoff her in dieser Hinsicht nicht beeinträchtigt sein.

Ob allerdings die heute in der Schafhaltung alternativ eingesetzten organischen Phosphorverbindungen und synthetischen Pyrethroide gesundheitlich und ökologisch unbedenklich sind, ist zu bezweifeln. In aktuellen Berichten über Wollteppiche, die mit Pyrethroiden gegen Mottenfraß ausgerüstet sind, wurde über Gesundheitsstörungen (Kopfschmerzen, Übelkeit, Schädigungen des Nervensystems) bei den Bewohnern berichtet.

Für die heute so verbreiteten und als ökologisch sinnvoll angesehenen Wollhöschen für Babys und Kleinkinder, sowie für die gesamte wollene Unterwäsche wird daher vor der Verwendung eine sehr gründliche Wäsche empfohlen, die das enthaltene Lanolin garantiert beseitigt. Anschließend soll doppelt gereinigtes Wollfett aus der Apotheke mit der Garantie einer Rückstandsfreiheit wieder aufgetragen werden, um so die gewünschte Eigenschaft der Wollfaser, ihre wasserabweisende Wirkung, wieder zu verstärken.

Für die wollverarbeitende Industrie bereiten die mit Bioziden belasteten Abwässer der Wollwäscherei größte Entsorgungsschwierigkeiten.

Ein anderer Gesichtspunkt ist die nachweisliche Wollunverträglichkeit bei etwa einem Drittel der Bevölkerung, wobei die Empfindlichkeit vielfach an die Faserdicke gekoppelt ist, d.h. mechanische Reizungen zugrunde liegen und es sich weniger häufig um Allergien gegen Wolleiweiß handelt. Feine Wollen werden allgemein leichter ertragen; Arme und Beine sind außerdem gegen gröbere Fasern weniger empfindlich als der übrige Körper.

Wollen, insbesondere die feineren Merinoqualitäten, neigen aufgrund ihrer Schuppenschicht und ihrem inneren Feinbau zum Filzen. Für nichtausgerüstete Ware wird daher in der Regel eine schonende Handwäsche empfohlen.

Aus ökologischer Sicht erfordert jede Handwäsche sehr viel mehr an Waschmitteleinsatz und Wasser als eine vergleichbare Maschinenpflege, abgesehen vom Kraft- und Zeitaufwand.

Wollen werden heute »verbraucherfreundlich« waschmaschinenfest ausgerüstet, auch als »filzfrei« oder »Superwash« bezeichnet. Dabei werden mechanisch oder enzymatisch die Schuppen abgetrennt und/oder die Fasern mit Kunstharz überzogen oder aneinandergeklebt. Die hier eingesetzten Hilfsmittel sind nicht alle als unbedenklich einzustufen, insbesondere die Weichmacher nicht, die den harten Griff der ausgerüsteten Wolle wieder wettmachen.

Der ökologische Aspekt der Verrottbarkeit trifft für ausgerüstete Ware nicht mehr zu, ebenso sind die bekleidungsphysiologisch günstigen Eigenschaften der Wollfaser, nämlich ihre Fähigkeit, Wassermoleküle bis zu einem Gewichtsanteil von 40 % in die Faser aufzunehmen, ihre »Saugfähigkeit« also, sehr dezimiert.

2.5 Seide – Natur pur?

Seide, d.h. Maulbeerseide und Tussahseide als Wildseide, gehört zu den Fasern, die im Weltfaseraufkommen unter 1 % liegen und kaum in Statistiken auftauchen.

Seit über 5000 Jahren ist Maulbeerseide, die edelste aller Naturfasern, ein echtes Luxusprodukt. Lanciert durch Werbung und ein entsprechendes Marktangebot hat die Kaufkraft in Mitteleuropa, vor allem in der Bundesrepublik, seit einigen Jahren einen Seidenboom ausgelöst. Durch unsere Nachfrage haben sich in China und Indien, den Hauptlieferanten, ganze Dörfer und Landstriche auf die sehr mühsame Seidenraupenzucht spezialisiert. In Kürze überstieg das Angebot die Nachfrage, zu Dumpingpreisen werden solche Seidenmengen nun produziert und zu Schleuderpreisen verramscht, so daß die Erzeuger in größte wirtschaftliche Schwierigkeiten gekommen sind.

Seit bei uns die Seidenindustrie so gut wie ausgestorben ist und überwiegend Fertigwaren importiert werden, liegt die Art der Ausrüstung oder Nachbehandlung im Dunkeln. Die vormals übliche Erschwerung, die zwar ebenfalls nicht unbedenklich war, wird anscheinend kaum mehr angewandt. Dafür werden wohl überwiegend Kunstharze aufgebracht oder andere Substanzen, die der Seide Griff und Fall und modisches Aussehen verleihen. Die Zeitschrift Natur (3/95) berichtete von Untersuchungen, wonach 12 von 43 analysierten Kleidungsstücken aus Seide erbgutverändernde oder giftige Stoffe enthielten.

In Frankreich laufen seit einigen Jahren Versuche, mit garantiert reiner Seide wieder einen Markt zu erobern. Bis jetzt liegen die Haupthindernisse im sehr viel höheren Preis, der infolge der äußerst aufwendigen und anfälligen Seidenraupenzucht berechtigterweise gefordert werden muß. Seide war und ist eine exklusive Faser. Sie ist zwar sehr reißfest, formstabil und kann viel Feuchtigkeit in die Faser aufnehmen, durch ihre Schweißempfindlichkeit und den erforderlichen Pflegeaufwand ist sie für strapazierfähige Bekleidung jedoch wenig geeignet.

2.6 Chemiefasern als ökologische Lösung?

Chemiefasern sind definiert als Fasern, die so in der Natur nicht vorkommen, sondern deren Ausgangsmaterialien einen chemischen Prozeß durchlaufen müssen, um aus einer Schmelze oder aus einer Lösung ersponnen zu werden. Für die Zelluloseregenerate oder zellulosischen Chemiefasern bilden nachwachsende Rohstoffe wie Holz oder Abfälle aus der Baumwoll- oder Leinenindustrie die Grundlage, für die synthetischen Chemiefasern oder Synthetics sind es die Ausgangsstoffe Erdöl, Erdgas oder Kohle.

Zu den Zelluloseregeneraten

Für die beiden wichtigsten Regenerate, die heute auf dem Markt sind, Viskose und Modal, dient Holz als Rohstoff. Etwa 5 % des Holzeinschlags für die Zellstoffgewinnung gehen in die Faserproduktion, 95% werden für die Herstellung von Papier und Pappe verwendet. Die Werbung suggeriert mit einem Baumsymbol bei Viskose, mit einem Blatt bei Modal, daß es sich hier um reine Naturprodukte handelt, die allerdings einer energieaufwendigen Umwandlung bedürfen.

Der erste Schritt ist die Gewinnung von möglichst reinem Edelzellstoff, was bei den heute noch üblichen Verfahren eine große Umweltbelastung bedeutet. Wasserbedarf und Bleichmitteleinsatz sind ebenfalls sehr hoch. Für die Herstellung der Spinnlösung und zum Erspinnen ist der Einsatz von Natronlauge, von Schwefelkohlenstoff, Zinksulfat etc. erforderlich, deren Entsorgung bzw. Wiedergewinnung nicht unproblematisch sind, obwohl an sparsamerem Chemikalienverbrauch gearbeitet wird.

Bekleidungsphysiologisch haben Viskose und Modal, eine Variante der Viskose, hervorragende Eigenschaften, die denen der Baumwolle vergleichbar und zum Teil überlegen sind. Die negativen Werte, was Knitteranfälligkeit und geringere Naßfestigkeit anbetrifft, lassen sich im Herstellungsprozess günstig beeinflussen oder durch Hochveredelung bei Modal beheben.

Experten sagen den Zelluloseregeneraten eine gute Zukunft voraus, besonders im Hinblick auf ökologische Gesichtspunkte. Erfolgversprechende Anbauversuche mit schnellwachsenden Holzarten, wie Pappeln, Kreuzungen mit Weiden, Eukalyptusbäumen oder Kiefern in anderen Klimazonen, garantieren genügend nachwachsende Rohstoffe.

Zur Zeit wird der Energiebedarf für Viskose mit 33,3 GJ (Gigajoule)/t Fasern angegeben. Geht man davon aus, daß ein kg Rohöläquivalent etwa 44 Megajoule liefert, dann liegt der Energiebedarf für Baumwolle mit ca. 44 GJ pro Tonne Rohbaumwolle in den USA beträchtlich höher. Da es sich bei Viskose und Modal um reine Zellulosefasern handelt, ist eine Verrottung gewährleistet, wenn nicht entsprechende Chemikalien bei der Weiterverarbeitung eine Boden- oder Grundwasserbelastung bedingen oder eine Kunstharzausrüstung vorliegt.

Seit einigen Jahren laufen Pilotprojekte, die eine umweltfreundlichere Zellstoffproduktion zum Ziel haben und mit chlorfreien bzw. chlorarmen Bleichverfahren arbeiten.

Parallel dazu wurden neue Zelluloseregeneratverfahren entwickelt, denen wegen der umweltfreundlichen Fasergewinnung längerfristig große Marktchancen eingeräumt werden.

Das bekannteste »New-Cell-Verfahren« von der Akzo-Gruppe benützt als Lösungsmittel für Zellstoff NMMO (N-Methymorpholinoxid), das nach dem Erspinnen der Faser wieder vollständig zurückgewonnen werden kann. Lyocell von Lenzing, eine zellulosische Chemiefaser, ist der herkömmlichen Viskose an Glanz, Griff, Trocken- und Naßfestigkeit, Maßstabilität und Anfärbbarkeit überlegen. Der Tragekomfort übertrifft den von Baumwolle. Nachteilig ist derzeit noch die große Fibrillierneigung von Lyocell, d.h. daß sich bei mechanischer Beanspruchung, besonders im nassen Medium, Fibrillen an der Faseroberfläche ablösen. Eine wenig umweltfreundliche Formaldehydausrüstung mindert diesen Effekt. Ziel der weiteren Entwicklungen sind fibrillierarme Fasertypen, die als Konkurrenz oder Ergänzung zu Viskose, Modal und Baumwolle gesehen werden.

Tencel ist der Markenname von Courtaulds, dem englischen Chemiefaserhersteller für die neue Regeneratfaser. Die Eigenschaften entsprechen etwa denen von Lyocell. Mit unterschiedlichen Veredelungsverfahren auf chemischer, enzymatischer und physikalischer Basis entstehen hier verschiedenartige Produkttypen, die vor allem im Oberbekleidungsbereich ihren Markt suchen.

Inwieweit sich die Gruppe der Zelluloseregenerate als Fasern der Zukunft etabliert, wird sich in den kommenden Jahren zeigen.

Zu den synthetischen Chemiefasern

Ausgangsstoffe für die synthetischen Chemiefasern sind in jedem Fall begrenzte Rohstoffe, deren Ressourcen irgendwann einmal erschöpft sein werden. Etwa drei Prozent der Rohölförderung sollen zur Zeit für die Herstellung von Kunststoffen verwendet werden. Ein kleiner Teil davon, ca. 0,4% des Rohöls, geht in die Faserindustrie. Im Vergleich zu den übrigen Produkten wie Benzin, Diesel, Heizöl, aber auch Dünge- und Arzneimittel erscheint der in der Chemiefaserindustrie eingesetzte Anteil am Rohölaufkommen verschwindend gering.

Wie umweltbelastend die Prozesse bei der Herstellung von synthetischen Chemiefasern sind, wird nicht ohne weiteres deutlich. Erdöl oder Kohle müssen je nach Faserart verschiedene Prozeßstufen durchlaufen bis die entsprechenden Monomere, die einfachen Bausteine, zur Verfügung stehen, die sich dann zu Polymeren kondensieren oder polymerisieren lassen. Sicher fallen bei diesen Umsetzungen eine Reihe von belastenden und schwer zu entsorgenden Chemikalien an. Da aber die gesamte Produktion in einem Betrieb, d.h. in einem oder mehreren geschlossenen Systemen abläuft und von daher eine vorschriftsmäßige Entsorgung garantiert sein müßte, wird heute zum mindesten in Westeuropa eine Minimierung der Belastung erreicht.

Produktionsabfälle werden, soweit es sich um sortenreine Erzeugnisse handelt, in der Regel sofort recycliert.

Die Chemiefasererzeugung ist bei uns heute sehr gedrosselt. Das weltweite Angebot übersteigt die Nachfrage, zumal ehemalige Entwicklungsländer selbst eine entsprechende Industrie aufgebaut haben und Faserproduzenten geworden sind – allerdings unter teilweise nicht kontrollierbaren Bedingungen. Das vieldiskutierte Weltfaserabkommen (WTA), dessen Erneuerung seit einiger Zeit ansteht, kann vielleicht auch die ökologisch undurchsichtige Lage erhellen.

Im wesentlichen sind es drei Fasergruppen, die in der Bekleidung eine Rolle spielen:

Polyester mit einem Anteil von ca. 33 % ist die wichtigste synthetische Chemiefaser. Sie garantiert bei Oberbekleidung Formstabilität, Pflegeleichtigkeit und geringes Gewicht. Außerdem ist sie die reißfesteste Faser. Nähgarn wird heute fast ausnahmslos aus Polyester herstellt.

Polyamid, als die scheuerfesteste Faser, ist mit gut 20 % vertreten. Man findet sie vor allem in der Sportbekleidung, bei Regenutensilien und im gesamten Fußbereich als Feinstrumpfhosen oder als Zusätze zu allen Arten von Socken und Strümpfen.

Polyacryl hat einen Anteil von über 10%.
Es ist die Faser, die sich sehr wollähnlich herstellen läßt und für alle wolligen Artikel rein oder in Mischung ihre Anwendung findet. Außerdem ist Polyacryl besonders verrottungsresistent und von daher für Vorhänge und für den Outdoor-Bereich geeignet.

Von den restlichen ca. 5% an synthetischen Chemiefasern sind derzeit vor allem die *Polypropylene* im Gespräch. Sie sind zwar noch hitzeempfindlich, was ihre Einsatzfähigkeit im Bekleidungsbereich einschränkt. Durch entsprechende Manipulation bei der Herstellung soll dieser Nachteil ausgeglichen werden. Ihre Bedeutung heute erhalten sie durch ihre vergleichsweise leichte Recyclierfähigkeit und ihre energiearme Herstellung.

Erstaunlich ist die Produktivität bei Chemiefasern, wenn man bedenkt, daß eine mittlere Polyacrylfabrik an einem Tag etwa dieselbe Fasermenge produzieren kann wie eine Schafherde in einem Jahr, die die gesamte Fläche von Nordrhein-Westfalen als Weide benützen müßte.

Der Energieaufwand für die Herstellung wird mit

25,8 GJ pro Tonne	Polyester
25,9 GJ pro Tonne	Polyamid/Nylon
24,5 GJ pro Tonne	Polyamid/Perlon
34,6 GJ pro Tonne	Polyacryl
14,8 GJ pro Tonne	Polypropylen

angegeben.

Diese Zahlen stammen aus dem Jahre 1980. Außer für Polyacryl, bei dessen Produktion sich der Energieaufwand um ca. 40% verringert hat, liegen keine aktuellen Daten vor.

Natur- oder Chemiefasern?
Zusammenfassend läßt sich festhalten: In bezug auf Umweltverträglichkeit kann man keine Faser favorisieren. Auch das Argument der Verrottbarkeit bei Naturfasern oder der Verrottungsresistenz bei synthetische Chemiefasern zieht nicht, wenn man bedenkt, daß Naturfasern häufig mit Kunstharzen veredelt sind, oder synthetische Zutaten wie Nähgarne, Knöpfe, Pailletten und Reißverschlüsse haben. Für die Naturfasern spricht allerdings das Argument, daß sie als nachwachsender Rohstoff – unter der Voraussetzung ausreichender Anbau- bzw. Weideflächen – unbegrenzt zur Verfügung stehen. Jedoch schlägt beim herkömmlichen Baumwollanbau die künstliche Bewässerung und der immense Pestizideinsatz negativ zu Buche.

Bei der sogenannten thermischen Entsorgung entwickeln die zellulosischen Chemiefasern, einschließlich der Regenerate, sowie Polyester und Polypropylen Kohlendioxid und Wasser; bei den stickstoffhaltigen Verbindungen wie Wolle, Seide, Polyamid und Acryl entstehen entsprechende Stickoxide. Ob sich weitere giftige Substanzen wie etwa Dioxine bilden, ist weithin von der Art der Verbrennung, von Temperatur und Sauerstoffzufuhr abhängig.

Eine eindeutige Stellungnahme zugunsten einer Fasergruppe ist derzeit nicht möglich und auch aus bekleidungsphysiologischen Gründen unsinnig. Jede Faserart hat ihre spezifischen Eigenschaften und Einsatzgebiete, die auf sie zugeschnitten sind. Welche Fasern vom einzelnen bevorzugt werden, ist eine Frage der persönlichen Entscheidung und der psychischen und auch physischen Befindlichkeit, die sich mit »Tragekomfort« umschreiben läßt.

Aus ärztlicher Sicht gibt es so gut wie keine faserbedingten Krankheiten oder Dermatosen. Die textilbedingten gesundheitlichen Schwierigkeiten lassen sich in der Regel auf andere Ursachen zurückführen, auf die weiter unten näher eingegangen wird. Speziell synthetische Chemiefasern sind – entgegen der landläufigen Meinung – weithin inert, sie sind reaktionsträge und werden auch nicht von Mikroben angegriffen. Man denke in diesem Zusammenhang an die chirurgischen Nähmaterialien, künstliche Adern und andere Ersatzstücke, die aus synthetischem Material bestehen.

Eine andere Frage ist, inwieweit sich die Verbraucher zukünftig die ökologischen Auswirkungen ihres Konsumverhaltens bewußt machen. Eine wichtige, wirkungsvolle Entscheidung wäre die drastische Reduzierung des Textilverbrauchs und anstelle von vielen preiswerten Bekleidungsteilen wenige, langlebige und unter ökologisch-gesundheitlichen Aspekten produzierte Textilien zu bevorzugen.

Methodische Anregungen und Projektideen

zu 2.1

- *In Heimatmuseen oder anhand alter Textilbestände nachforschen, woher die Rohstoffe stammen, wer sie weiterverarbeitet hat und wo die Textilien gefertigt worden sind.*

  Wozu wurden sie benützt – wie lange haben sie gehalten – wie wurden sie gepflegt?

- *In nahezu allen Orten gibt es Straßennamen, Flurbezeichnungen, die auf ein Textilgewerbe oder auf die Textilverarbeitung hindeuten, wie Bleicherstraße, Färbergasse, Manggasse, Weberberg, etc..*

  Nachforschungen anstellen, was dort geschehen ist, wie die Menschen gelebt haben, welche sozialen Probleme vorlagen.

- *In der Literatur und evtl. in der Musik nach historischen Hinweisen auf einstige Textilproduktion suchen, wie sie etwa in »Die Weber« (Gerhard Hauptmann), »Onkel Tom's Hütte« (H. Beecher Stowe), oder den Spirituals zu finden sind.*

zu 2.2

- *Auf der Weltwirtschaftskarte die Anbaugebiete für Baumwolle suchen und die klimatischen Bedingungen feststellen.*

- *Nach Berichten über Rohstoffpreise in bezug auf Baumwolle (und Wolle) in den Tageszeitungen Ausschau halten und über längere Zeiträume verfolgen.*

- *Zeitungsartikel und Meldungen in den Medien über Umweltprobleme und Baumwollanbau sammeln und diskutieren.*

- *Textilangebote auf Aussagen in bezug auf gesundheitliche oder ökologische Gesichtspunkte hin untersuchen und herausfinden, was gemeint ist.*

zu 2.3

- *Nachrichten aus der Region über den Flachsanbau verfolgen und sich bei Landwirtschaftsämtern etc. über Anbau und Verwendungsmöglichkeiten von Leinenprodukten erkundigen.*

- *Die eigene Garderobe auf Leinenanteile hin untersuchen.*
  Welche persönlichen Erfahrungen liegen zu Trage- und Pflegeeigenschaften vor?

zu 2.4

- *Textilien auf ihren Wollgehalt untersuchen. Welche Art der Ausrüstung liegt vor? Sind Gütezeichen vorhanden, was versprechen sie?*

  Achtung: Bei »reiner« Wolle kann es sich durchaus um Reißwolle handeln, die schon einmal einen Verarbeitungsprozeß durchlaufen hat.

zu 2.5

- *Was kann den Etiketten entnommen werden, die »Seide« signalisieren?*

  Handelt es sich um Maulbeerseide, Wildseide, oder ...?

  Wie ist die Seide ausgerüstet?

  Ist die Oberfläche »angeschmirgelt« als Pfirsichhaut oder hat sie einen fleckigen Überzug aus Kunstharzen?

  Wie soll das Stück gepflegt werden?

zu 2.6

- *Bei Textilien nach Angaben über Viskose oder Modal suchen.*

  Wie wird geworben, mit »reiner Natur« oder mit »reine Zellulosefaser«?

  Was ist richtig?

- *Das Verkaufspersonal über Regenerate befragen. Werden korrekte Antworten gegeben?*

- *Einsatzbereiche von synthetischen Chemiefasern bei Bekleidungstextilien und im Haus- und Heimtextilienbereich untersuchen. Ihre spezielle Eignung aufgrund von Erfahrungen hinterfragen und Haltbarkeit und Pflegeaufwand diskutieren.*

zu 2.1

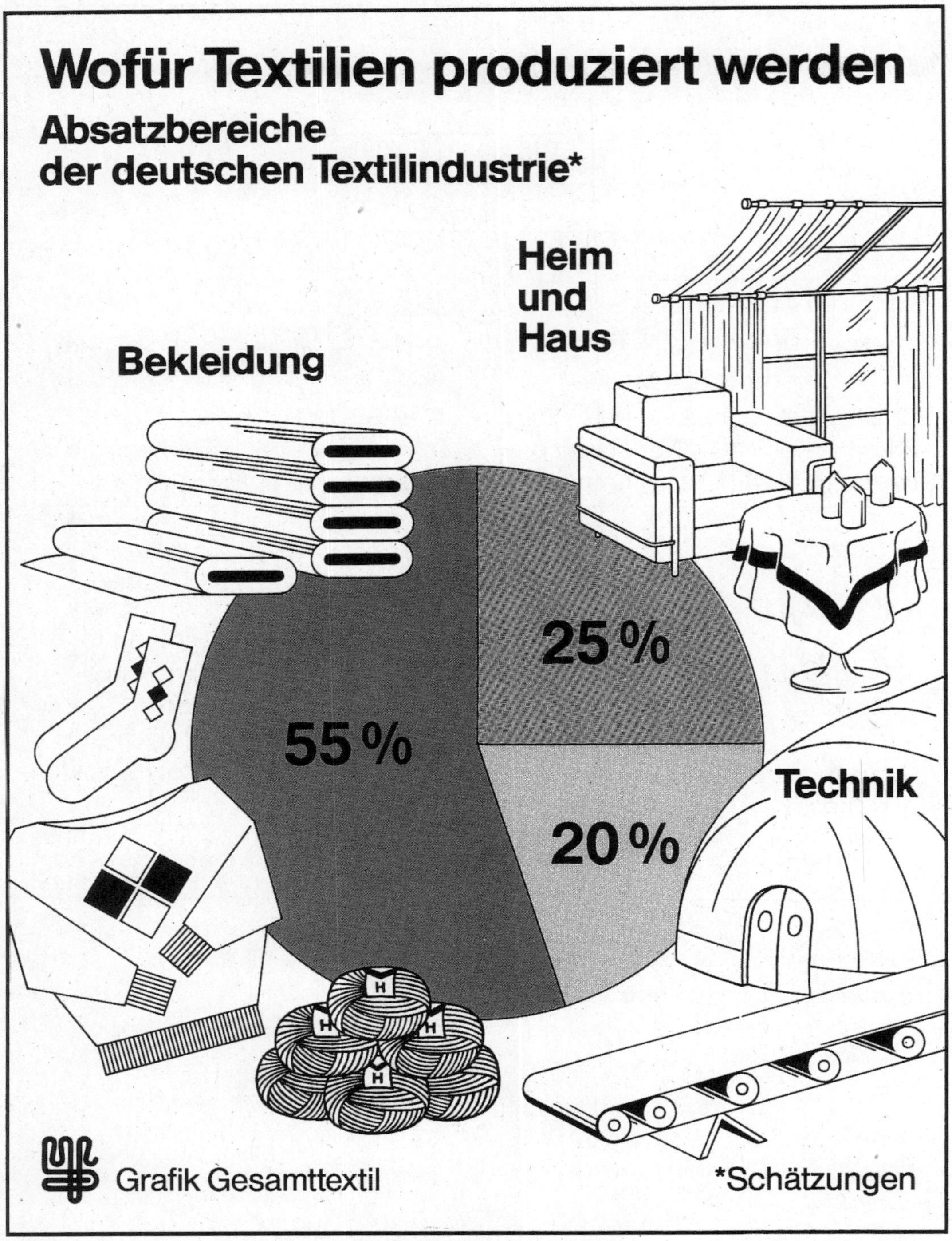

(Quelle: Gesamtverband der Textilindustrie)

zu 2.1 Produktion von Textilfasern

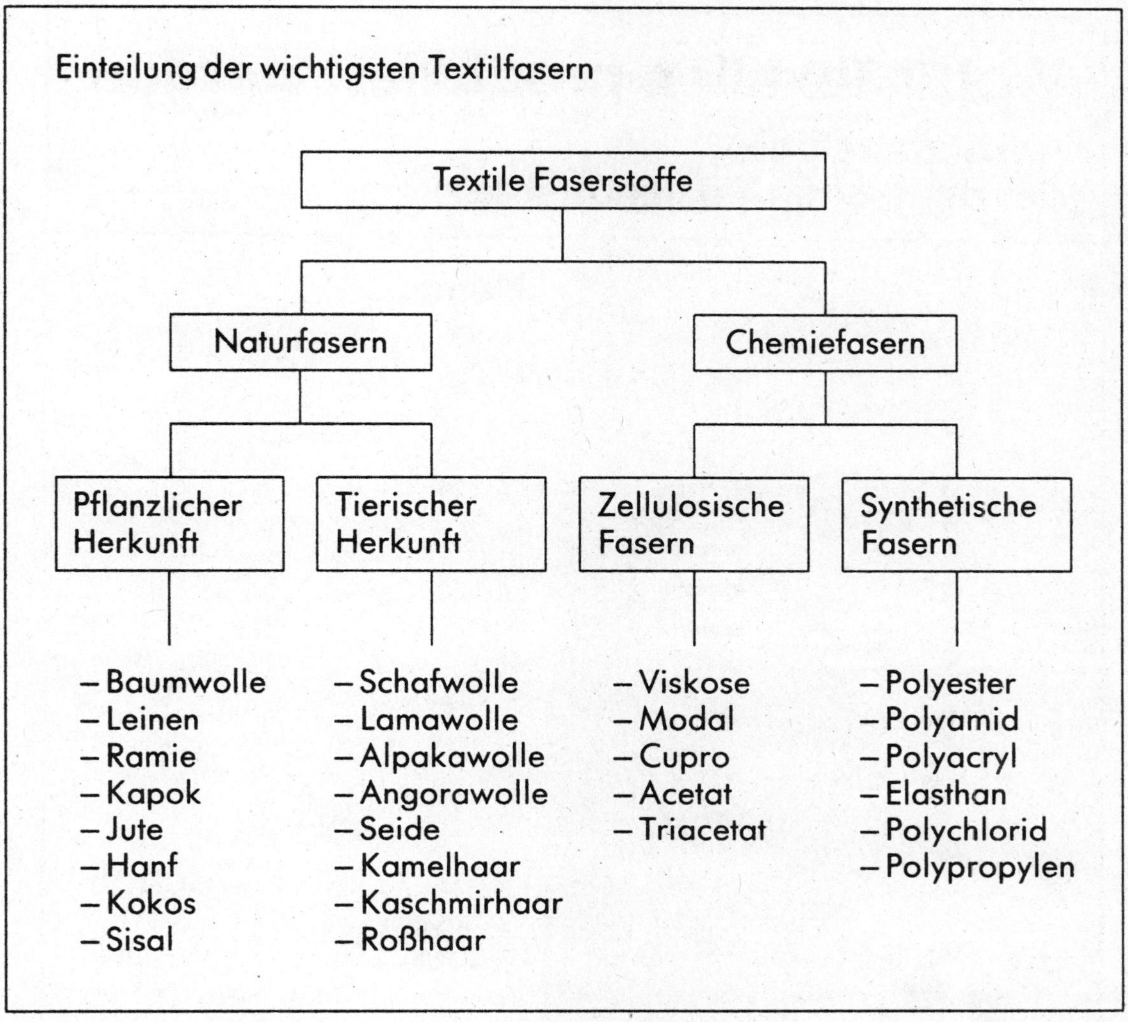

(Quelle: Rosenkranz/Castelló, Textilien im Umwelt-Test, S.21, rororo Sachbuch 1993)

zu 2.2 Baumwollanbau: Ohne Pestizide wächst nichts!

Tests for **PESTICIDES** during 1991 to 1994 — Table -1-

Comprising a total of 228 substances (Organochlorine, Organophosphorous, Nitrogen-containing and other Plant Products)

Limit Value * mg/kg	Total DDT's 1,0000	Lindan 0,5000	HCB 0,1000	Quintozen 1,0000	Dicofol 2,000	Methoxy-chlor 10,0000	Endo-sulfan 30,0000	Tetra-difon 1,5000	Ethion 2,0000	HCH 0,5000	Dieldrin 0,2000	Total Limit Öko-Tex 100 1,0000
Argentina	-	0,004	-	-	-	-	-	-	-	-	-	0,0040
Argentina	-	0,002	-	-	-	-	-	-	-	-	-	0,0020
Australia	0,031	0,002	-	-	-	-	-	-	-	-	-	0,0330
Australia	0,009	0,002	-	-	-	-	-	-	-	-	-	0,0110
Central Asia	0,007	-	-	-	-	-	-	-	-	-	-	0,0070
Central Asia	-	-	-	-	-	-	-	-	-	-	-	0,0000
Chad	-	0,002	-	-	-	-	-	-	-	-	-	0,0020
Colombia Acala	-	0,002	-	-	-	-	-	0,024	-	-	-	0,0260
Côte d'Ivoire	-	-	-	-	-	-	-	-	-	-	-	0,0000
Giza-70	-	0,005	-	-	-	-	-	-	0,092	-	-	0,0970
Giza-70	-	-	-	-	-	-	-	-	-	-	-	0,0000
Greece	0,037	0,005	-	-	-	-	-	-	-	-	-	0,0420
India Deshi	-	0,009	0,007	-	-	-	-	-	-	0,007	-	0,0230
Israel	-	0,006	-	-	0,022	0,168	-	-	-	-	-	0,1960
Israel Pima	0,022	0,016	-	-	-	0,035	0,045	-	-	-	-	0,1180
Mali	0,014	0,002	-	-	-	-	-	-	-	-	0,015	0,0310
Mexico	-	-	-	-	-	-	-	-	-	-	-	0,0000
Mexico-Mante	-	-	-	-	-	-	-	-	-	-	-	0,0000
Paraguay	0,041	0,002	-	-	-	-	-	-	-	-	-	0,0430
Peru del Cerro	0,009	0,003	-	-	-	-	-	-	-	-	-	0,0120
Peru-Pima	0,075	0,002	-	0,002	-	-	-	-	-	-	-	0,0790
Peru-Pima	-	0,002	-	-	-	-	-	-	-	-	-	0,0020

*) according to the TVL for Vegetable Foodstuffs — Bremer Baumwollbörse

Tests for **PESTICIDES** during 1991 to 1994 — Table -2-

Comprising a total of 228 substances (Organochlorine, Organophosphorous, Nitrogen-containing and other Plant Products)

Limit Value * mg/kg	Total DDT's 1,0000	Lindan 0,5000	HCB 0,1000	Quintozen 1,0000	Dicofol 2,000	Methoxy-chlor 10,0000	Endo-sulfan 30,0000	Tetra-difon 1,5000	Ethion 2,0000	HCH 0,5000	Dieldrin 0,2000	Total Limit Öko-Tex 100 1,0000
Sudan-Rahad	-	0,001	-	-	-	-	-	-	-	-	-	0,0010
Sudan-Shambat	-	0,002	-	-	-	-	0,107	-	-	-	-	0,1090
Syria	-	0,003	-	-	-	-	-	-	-	-	-	0,0030
Tadzhikistan	0,046	-	-	-	-	-	-	-	-	-	-	0,0460
Turkey	-	0,004	-	-	-	-	-	-	-	-	-	0,0040
Turkey	0,027	0,004	-	0,006	-	-	-	-	-	-	-	0,0370
Turkey	-	0,002	-	-	-	-	-	-	-	-	-	0,0020
Turkey Hatay	-	0,003	-	-	-	-	0,02	-	-	-	-	0,0230
Turkmenia	-	-	-	-	-	-	-	-	-	-	-	0,0000
Turkmenia ELS	0,059	-	-	-	-	-	-	-	-	-	-	0,0590
US-Arizona	-	0,0008	0,0002	-	-	-	-	-	-	-	-	0,0010
US-California	-	0,0006	-	-	-	-	-	-	-	-	-	0,0006
US-MOT	-	0,004	-	-	-	-	-	-	-	-	-	0,0040
US-Pima	-	0,005	-	-	-	-	-	-	-	-	-	0,0050
US-Pima	-	0,0007	-	-	-	-	-	-	-	-	-	0,0007
US-Pima	0,014	0,011	-	-	-	-	-	-	-	-	-	0,0250
US-Texas	0,0008	0,0007	0,0003	-	-	-	-	-	-	-	-	0,0018
USA	0,021	0,003	-	-	-	-	-	-	-	-	-	0,0240
USA	0,025	0,002	-	-	-	-	-	-	-	-	-	0,0270
Uzbekistan	-	0,004	-	-	-	-	-	-	-	-	-	0,0040
Uzbekist ELS	-	-	-	-	-	-	-	-	-	-	-	0,0000
Zimbabwe Albar	0,019	-	-	-	-	-	-	-	-	-	-	0,0190
Zimbabwe Delm	0,008	0,003	-	0,006	-	-	-	-	-	-	-	0,0170

*) according to the TVL for Vegetable Foodstuffs — Bremer Baumwollbörse

(Quelle: Bremer Baumwollbörse)

zu 2.2 Aralsee

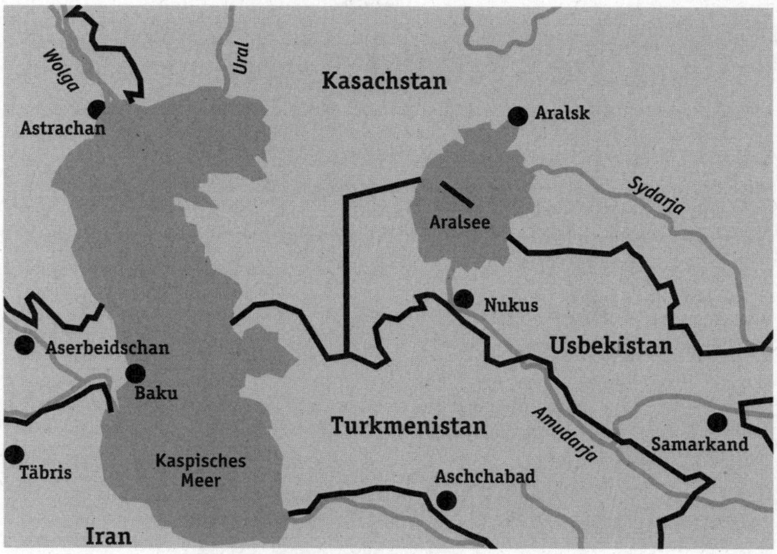

Kaum 30 Jahre ist es her, da zogen die Trawler der sowjetischen Fischereiflotten von Aralsk und Muinak reichlich Karpfen, Hechte, Störe, Plötzen, Zander, Brassen und Sprotten aus dem Aralsee – 48 000 Tonnen jährlich. An den schilfbestandenen Ufern des »Blauen Meeres«, wie der riesige See turkmenisch heißt, und in den angrenzenden, mehrere Kilometer breiten Wäldern lebten zahlreiche Vogelarten, Tiger, Wildschweine und Schakale. In den Deltagebieten seiner Zuläufe tummelten sich Rehe, Hirsche und Bisamratten. Feriengruppen aus der gesamten Sowjetunion erholten sich am ehemals viertgrößten Binnenmeer der Welt.

Heute verirren sich nur noch Katastrophentouristen an »den Aral«. Die Zeiten der Badefreuden und sagenhaft großen Fischfänge sind längst vergangen. Der Aral stirbt, an seinen Ufern regiert der Tod. 120mal größer als der Bodensee war das große Wasser noch vor drei Jahrzehnten. Seit damals ist die Seefläche von 64 200 auf knapp 33 000 Quadratkilometer geschrumpft. Sein Volumen nahm von mehr als 1000 Kubikkilometern Wasser um 75 Prozent ab, der Salzgehalt stieg parallel dazu von 10 auf 35 Promille an und vernichtete sämtliche Fische im See. Inzwischen hat eine Sandzunge das Binnenmeer in zwei Teile gespalten, in einen kleinen Aralsee im Norden und einen großen im Süden. In ein paar Jahren wird nur noch eine trübe Salzlake von ihm übrig sein – wenn nicht rechtzeitig Rettungsmaßnahmen eingeleitet werden. Doch die sind bis heute nicht in Sicht.

Schuld am drohenden Exitus hat – wie so oft, wenn ökologische Katastrophen die Natur ereilen – der Mensch. Er ist es auch, den nun die Folgen seines unverantwortlichen Handelns treffen.

Um gigantische Baumwollplantagen in Usbekistan, Kasachstan, Turkmenistan, Tadschikistan und Kirgisistan bewässern zu können, ließen Moskaus Machthaber seine einzigen Zuflüsse gnadenlos anzapfen und auf die Felder umleiten. Seit 1976 mündet der Syrdarja nicht mehr in den See, und auch die Wasser des Amudarja versickern seit Jahren im Sand, bevor sie den Aral erreichen. Daß sie mit dem Abschneiden seiner Lebensadern ein Desaster einleiteten, nahmen die ministerialen Umweltpfuscher bewußt in Kauf.

Die einverleibten zentralasiatischen Republiken rings um den See schienen Stalin, Chruschtschow und Breschnew ideal, um den Traum von der sowjetischen Baumwollautonomie zu verwirklichen, versprachen sie doch genügend Sonnenschein und ausreichend Wasser, um die Wüste blühen zu lassen. Wo seit Jahrhunderten in sorgsam bewässerten Oasen traditionell und in gut durchdachter Fruchtfolgewirtschaft Wassermelonen, Kürbisse, Obst und Gemüse bodenschonend angebaut worden waren, sollte nun, abgesehen von Reis, nur noch das extrem durstige, faserliefernde Malvengewächs gedeihen. 7,5 Millionen Hektar Baumwollplantagen wurden seit den dreißiger Jahren in den Wüsten Zentralasiens angelegt.

Fortan gaben die Wasserbauingenieure am Aral den Ton an. Weil es zwischen den Wüsten Karakum und Kysylkum, zwischen dem trockenen Ust-Urt-Plateau und der Hungersteppe Betpak-Dala nur selten regnet, Baumwollfelder hier aber bis zu zehnmal pro Vegetationsperiode bewässert werden müssen, ließ der Kreml mit »Titanenschritten« insgesamt 250 000 Kilometer Stichkanäle und 30 Staubecken bauen.

→

zu 2.2 Aralsee

Das ferne Moskau gab beim Bau der Bewässerungsanlagen das Tempo vor, und die lokalen Apparatschiks stürzten sich mit sozialistischem Schlendrian in die Planerfüllung: Die künstlichen Wasserwege wurden weder nach unten hin abgedichtet noch gegen die gleißenden Sonnenstrahlen geschützt. Zwei Drittel des abgezweigten Wassers versickert und verdunstet noch heute, bevor es die dürstenden Pflanzen erreicht. Da dem Aralsee nun das nötige Wasser fehlte, um die hohe Verdunstung auszugleichen, begann er zu schrumpfen, und die Katastrophe nahm ihren Lauf: Um bis zu zehn Meter sank der Grundwasserspiegel rund um den See, und das bis in eine Entfernung von 80 bis 160 Kilometern! Tränken und Brunnen fielen trocken, Tiere starben, riesige Schilfbestände und 13 000 Quadratkilometer Wälder gingen verloren. Von den einst 173 in den Deltagebieten vorkommenden Tierarten überlebten bis heute kaum 30.

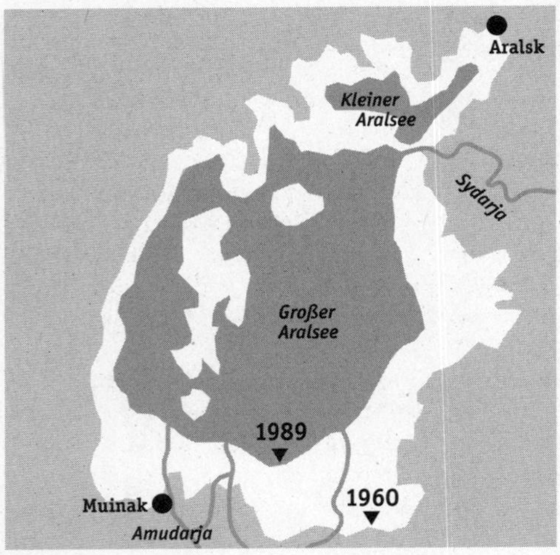

Die Schiffe der Fischfangflotten zogen bald vergebens auf den See, denn Aral-Fisch gibt es seit 1980 nicht mehr. Die vom Fangerfolg abhängige Industrie mußte alle 60 000 Arbeiter entlassen. Einst am See gelegenen Hafenstädten wie Aralsk und Muinak fehlt heute der Zugang zum Wasser. 70 Kilometer hat sich der See vom Aralsker Hafenbecken entfernt; zurück bleibt eine Wüste, in der herrenlose, rostige Schiffswracks wie riesige, mahnende Kadaver an die guten alten Zeiten erinnern.

Früher hatte der Aralsee klimatisch als Wärmeausgleich gedient. Im Winter gab sein Wasser die gespeicherte Wärme ab, im Sommer Kühle. Zudem bremste seine hohe Verdunstung die Winde über der zentralasiatischen Steppe. Heute fegen immer häufiger mächtige Wüstenstürme über die trockengefallenen Ufer und Deltagebiete. Neben Pestiziden, chemischen Dünge- und Entlaubungsmitteln, die in den See geschwemmt wurden, trägt der Wind auf diese Weise Jahr für Jahr 45 Millionen Tonnen Salze in die Umgebung. 150 000 Quadratkilometer mühsam der Steppe abgerungene Grünflächen und Anbaugebiete wurden dadurch unfruchtbar. Die Sand- und Salzstürme ziehen bis zu 10 000 Kilometer weit und erreichen die arktischen Küsten der ehemaligen UdSSR, Weißrußland, das Schwarze Meer und das fruchtbare Fergana-Tal südöstlich des Sees. Wanderdünen begraben schon ganze Dörfer, deren Bewohner vor den Folgen der Katastrophe geflohen sind.

→

zu 2.2 Aralsee

Das Verschwinden des Sees ist der spektakulärste Verlust in der Aralregion. Als dessen Folge ergeben sich andere, schleichende Schäden. So kamen mit dem »sozialistischen Fortschritt« Krankheit und Tod über die Menschen.

Schnell waren die belasteten Böden ausgelaugt, der Nährstoffgehalt auf Null gesunken. Das rief die Genossen Agrarchemiker auf den Plan, die mit massivem Herbizid- und Pestizideinsatz das Allerletzte aus den Baumwollkulturen herausholten. Pro Hektar Land versprühten sie 54 Kilo Insektizide und bis zu 400 Kilo Kunstdünger. Um den Baumwollpflückmaschinen die Arbeit zu erleichtern, wurden die Plantagen mit hochtoxischen Entlaubungsmitteln eingenebelt. All diese Gifte dringen noch heute in das Grundwasser, das für 80 Prozent der Bevölkerung als einzige »Trinkwasserquelle« dient.

Doch die Natur schlägt zurück. Brunnen sind vergiftet, die Luft macht das Atmen schwer, Chemikalienrückstande finden sich in allen Nahrungsmitteln, Obst und Gemüse gibt es nicht, den Menschen fehlen Vitamine und Proteine. Viele Kinder leben jahrelang nur von Mehlfladen und Tee.

Am stärksten betroffen ist Karakalpakien, eine autonome Region innerhalb Usbekistans, deren Territorium sich über das Delta des Amudarja erstreckt. »Katastrophistan« wäre ein passenderer Name für das Land, denn seine Felder sind zu 100 Prozent versalzen, aus den Wasserhähnen fließt nur noch eine ekelhafte Brühe, durchsetzt mit Spuren von Schädlingsbekämpfungsmitteln und anderen Chemikalien.

Ein großer Teil der Kinder und 70 Prozent der Frauen leiden an extremer Anämie, einer schweren Blutarmut. Hier stirbt jedes zehnte Neugeborene noch in den ersten Lebensmonaten. Viele kommen mißgebildet zur Welt oder leiden an körperlichen Fehlentwicklungen. Die Intensivstation des Kinderkrankenhauses von Nukus, der Regionalhauptstadt, ist ständig mit hochgradig vergifteten Jungen und Mädchen belegt. Krankheiten wie Speiseröhrenkrebs, Nieren- und Leberschäden, Hepatitis, Immunschwäche, Typhus, Lepra und Cholera sind kaum noch in den Griff zu bekommen. Allein in der 18000-Einwohner-Stadt Muinak gibt es drei ausgelastete Tuberkulose-Krankenhäuser. Erste und bisher einzige Hilfe brachte eine lobenswerte Initiative des Deutschen Roten Kreuzes. Zusammen mit dem Usbekischen Roten Halbmond wurde im karakalpakischen Tahtakupyr eine Trinkwasser-Aufbereitungsanlage eingerichtet, die 12000 Karakalpaken mit Wasser versorgt. Den Menschen hilft das Projekt, am Gesamtproblem ändert es allerdings nichts.

Niemand weiß, wie man das Austrocknen des Sees schnell stoppen kann. Mehr als 400 »Rettungsprojekte« westlicher und russischer Wissenschaftler soll es geben, doch kein einziges wird bis heute realisiert. Das liegt zum einen an den gigantomanischen Ideen. So sollen sibirische Flüsse nach Zentralasien umgeleitet, Wasser aus dem Schwarzen und dem Kaspischen Meer in den Aral transportiert oder die Gletscher im Pamirgebirge aufgetaut werden. Neue Umweltkatastrophen wären die Folge.

Zum anderen herrscht in den Kassen der neu gegründeten Republiken permanent Ebbe. Eine Umstellung vom gewinnbringenden Baumwollanbau auf weniger wasserverzehrende, traditionelle Wirtschaftsstrukturen – und nur das kann auf Dauer eine Ausweitung des Desasters verhindern – ist daher ohne Hilfe der Weltgemeinschaft kaum zu realisieren.

Inzwischen drohen sogar kriegerische Auseinandersetzungen um das knapp gewordene Wasser. Im Sommer 1993 ließ Kirgisistan gegenüber Usbekistan und Kasachstan die Muskeln spielen, als es die Hähne am Toktogul-Stausee zudrehte, der in den Syrdarja entwässert. Tadschikistan wiederum kontrolliert die Quellen des Amudarja, von dessen Wasser die Nachbarrepubliken Turkmenistan und Usbekistan abhängig sind . . .

Konkrete Hilfe ist nicht in Sicht. Die Umweltorganisation der Vereinten Nationen (UNEP) schlägt zwar vor, daß in den nächsten Jahren die Bewässerungs- und Wasserversorgungssysteme rund um den Aralsee verbessert werden sollen. Auf längere Sicht empfiehlt (!) sie eine radikale Veränderung der Landwirtschaft und Landnutzung. Doch während der Wasserstand des Aralsees weiterhin jährlich um 90 Zentimeter sinkt, streiten UNEP und Weltbank über die Finanzierung eines solchen Umweltplans, anstatt endlich zu handeln. Wenn die Welt nicht bald etwas unternimmt, wird eines Tages nur noch ein Mahnmal in der Wüste an den Aralsee erinnern. k

Peter von Stamm

(Quelle: Kosmos 7/94)

zu 2.4 Ausrüstungen bei Wolle

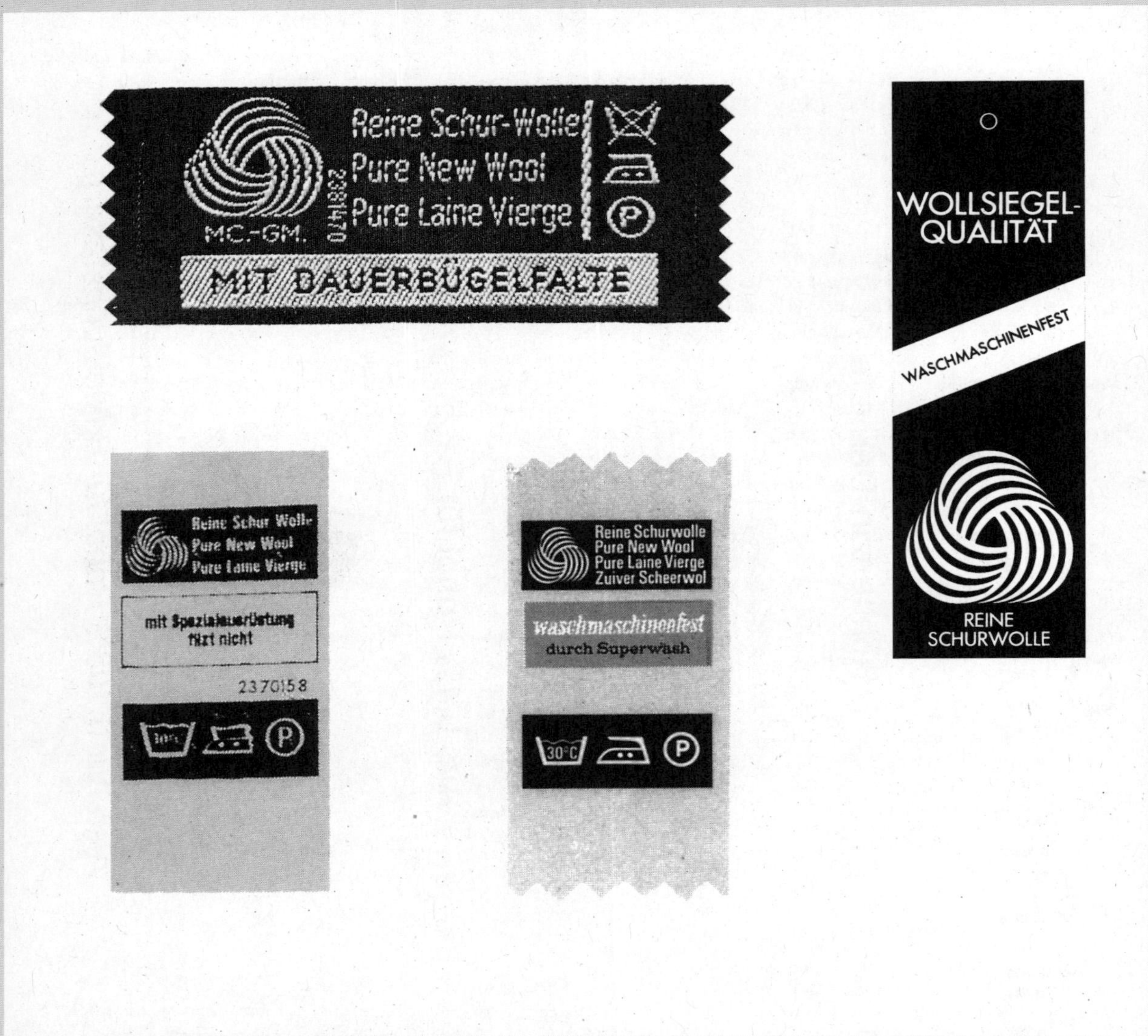

zu 2.6

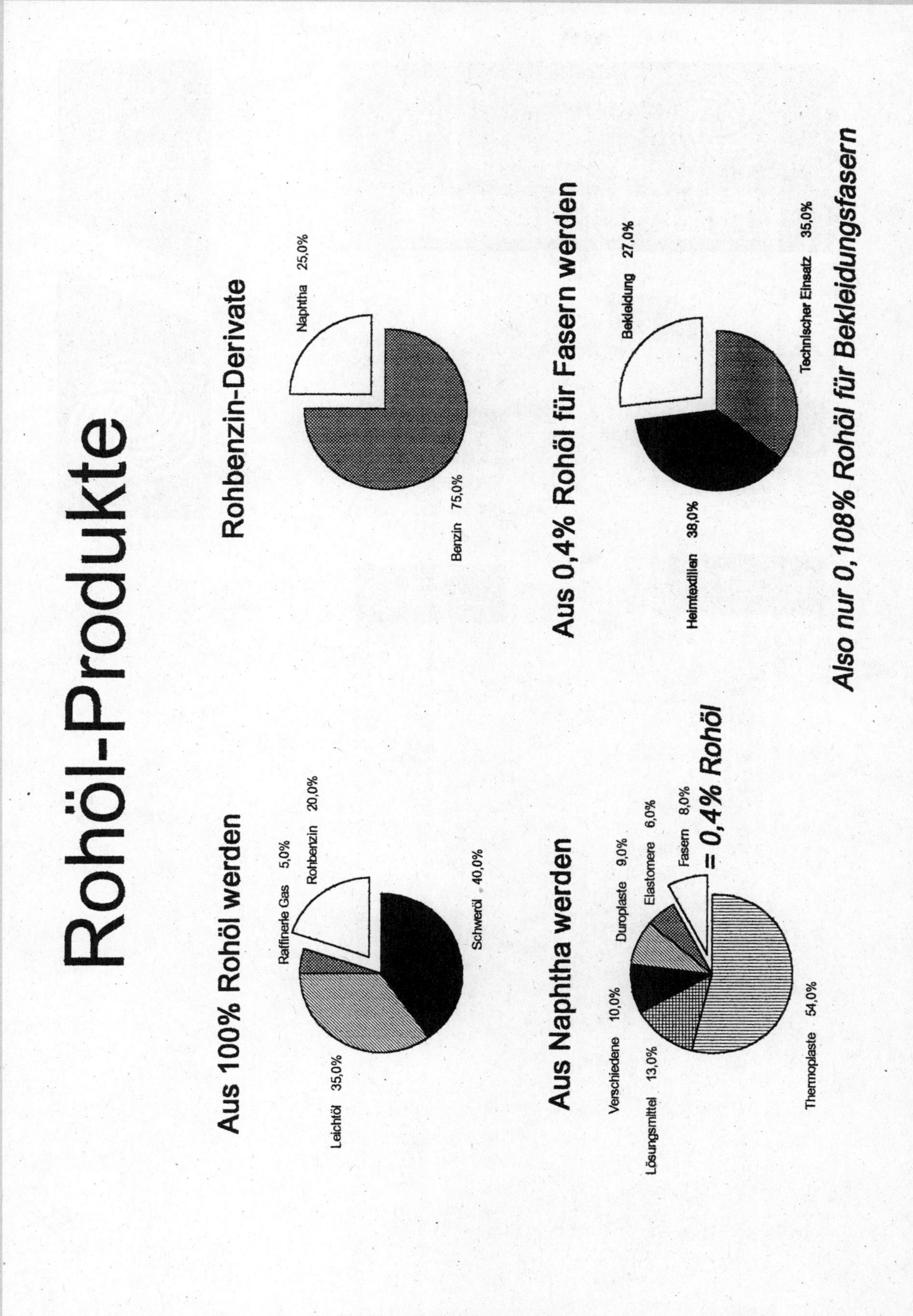

(Quelle: Industrievereinigung Chemiefaser, 1994)

zu 2.6 Chemiefasern als ökologische Lösung?

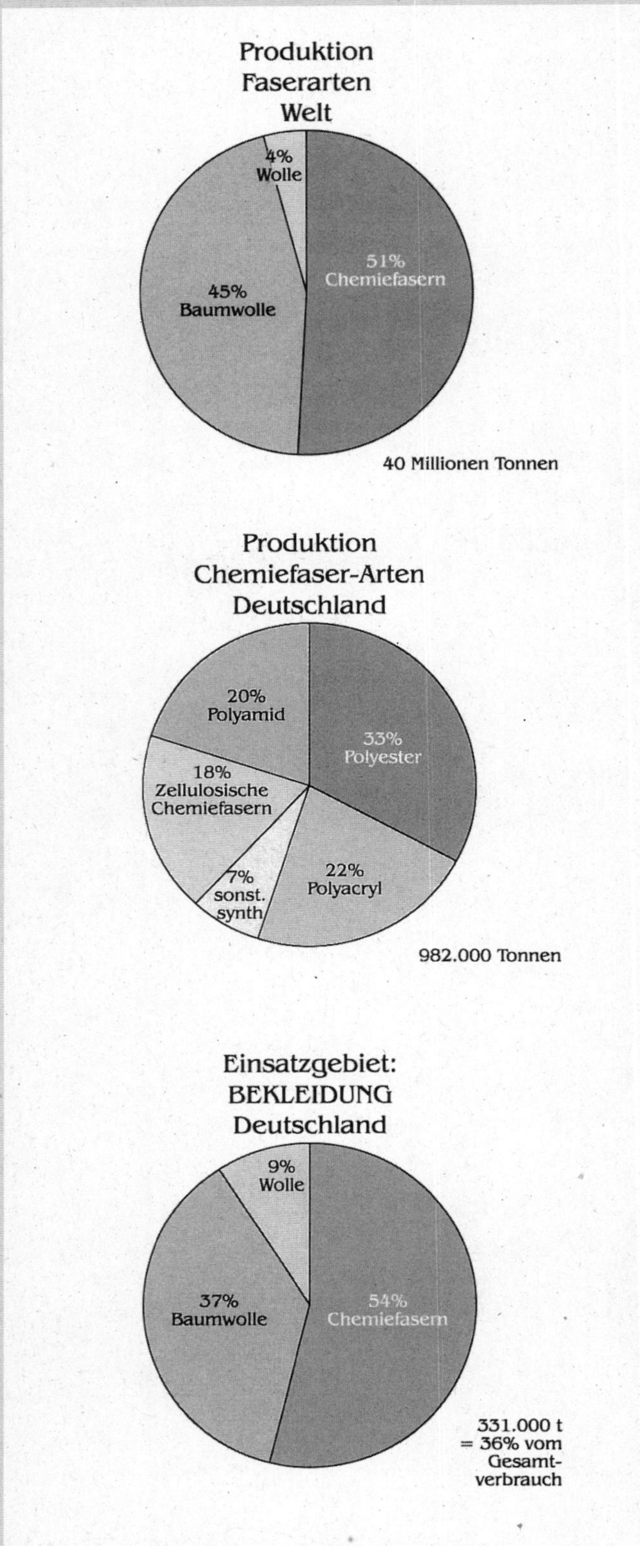

(Quelle: Industrievereinigung Chemiefaser: Die Chemiefaser-Industrie in der Bundesrepublik Deutschland)

3. Textilveredelung – Auswirkungen auf Gesundheit und Umwelt

3. Textilveredelung – Auswirkungen auf Gesundheit und Umwelt

3.1 Was heißt »veredeln«?

Unzufriedenheit mit den ursprünglichen Fasereigenschaften und der Drang, sie zu verbessern, hat die Menschen zu allen Zeiten und in allen Kulturen Veredelungsverfahren erfinden lassen. Die angestrebten Veränderungen betreffen entweder ästhetische oder praktisch-funktionale Eigenschaften, oftmals tangieren die Auswirkungen beide Bereiche.

Die am frühesten angewandten Verfahren waren Bleichen, Färben, Bedrucken oder Bemalen aus überwiegend ästhetischen Gründen und um als Statussymbol auf einen höheren sozialen Rang hinzuweisen. So war es zu Zeiten Karls des Großen um 800 n. Chr. dem einfachen Volk nur gestattet, »schlechte«, d.h. naturbelassene, naturfarbene und weder gefärbte noch gebleichte Textilien zu tragen.

Heute sind unsere Stoffe, die am Markt angeboten werden, so gut wie nie naturbelassen. Jede verkaufsfertig ausgerüstete Ware hat in der Regel mehrere Veredelungsschritte durchlaufen. Wenige sind mechanischer Natur wie etwa Aufrauhen von Geweben oder Scheren. Fast immer ist ein vielfältiger Chemikalieneinsatz damit verbunden, der erst seit einigen Jahren auf gesundheitliche Unbedenklichkeit und umweltfreundliche Entsorgung hin ernstlich diskutiert wird.

Kaum ein anderer Markt heute ist so vielfältig und so undurchsichtig wie derjenige der Veredelungs- und textilen Hilfsmittel einschließlich der zur Verfügung stehenden Farbstoffe. Allein in der Bundesrepublik werden jährlich 110.000 t Textilhilfsmittel, 10.000 bis 28.000 t sonstiger Chemikalien und ca. 12.000 - 15.000 t Farbstoffe verbraucht. Es sind ca. 8.000 Produkte zur Textilveredelung im Handel. Nach Aussagen der Bundesregierung sind von den 94 bisher nach dem Chemikaliengesetz vorliegenden Anmeldungen neuerer Textilchemikalien ca. 32 % als gesundheitsgefährdend eingestuft. 20 % entfallen auf die Kategorie »sensibilisierend«, ca. 13 % auf »reizend« und nur ca. 4 % entfallen auf die Kategorie »mindergiftig«. »Über chronische Wirkungen liegen im Anfangsstadium der Vermarktung neuer Stoffe zunächst nur Hinweise vor. Die Kenntnisse, unter welchen Bedingungen und in welchen Mengen chemische Stoffe aus dem Textil auf den Menschen übergehen können, sind noch lückenhaft« (*Drucksache des Dt. Bundestages, 12. Wahlperiode, 12/6497 vom 22.12.1993, Verwendung gesundheitsgefährdender Stoffe bei Textilien*).

Baumwolle durchläuft üblicherweise von allen Fasern die meisten Ausrüstungsschritte. Daher sollen an diesem Beispiel gesundheitliche und ökologische Auswirkungen einiger wichtiger Veredelungsverfahren aufgezeigt werden.

3.2 Wie edel ist veredelte Baumwolle?

Abgesehen von den wenigen Baumwolltextilien, die als »Rohnessel« auf den Markt kommen, haben alle anderen, auch die »naturbelassenen« einen Abkochprozess hinter sich, bei dem die wasserabstoßende Cuticula mit allen Pestizid- und Welkemittelanlagerungen entfernt worden ist (siehe auch Abschnitt 2.2.).

Eine weitere vorbereitende Maßnahme ist die Entfernung der Schlichten, die bei der Garn- und Stoffherstellung auf die Rohmaterialien aufgetragen werden. Zum Faserschutz bei der strapaziösen Weiterverarbeitung wie etwa der Gewebeherstellung sind sie unerläßlich. Außer den altbekannten Stärkeprodukten sind es heute vor allen Dingen andere Hilfsmittel, die für die Veredelungsindustrie ein gravierendes Entsorgungsproblem darstellen.

Bleichen

Der erste eigentliche Veredelungsschritt ist in der Regel das Bleichen, um die unterschiedlichen Gelbnuancen der Naturbaumwolle in strahlendes Weiß zu verwandeln. Hier geht an die Ausrüstungsbetriebe die Empfehlung, umweltbelastende und auch für die Arbeiter gesundheitsschädlichere Chlorbleichen durch Sauerstoffbleichen zu ersetzen. Im Inland durchlaufen heute die Stoffbahnen meist im »Continue-Verfahren« den Betrieb, d.h. die Chemikalien befinden sich in geschlossenen Systemen, so daß die Gefährdung der Arbeiter reduziert ist, außerdem wird bei uns überwiegend Peroxidbleiche eingesetzt.

Doch weder Importeure noch Verbraucher können die Art einer Bleiche feststellen. Chlorbleichen werden weltweit angewendet, zumal sie billig und auch leicht zu handhaben sind.

Gebleicht werden nicht nur alle weißen Stoffe und Träger weißgrundiger Drucke, sondern auch solche für helle Einfärbungen. Sonst würden sich in der Haushaltswäsche durch die in den Waschmitteln enthaltenen Bleichmittel die Farben zu stark verändern.

Neben der ästhetischen Wirkung des reinen Weiß sind gebleichte Textilien reißfester und weniger anfällig gegen Pilzsporen und Bakterien, da mit dem Bleichen auch andere Störsubstanzen verschwinden.

Die immer wieder in der Umwelt- und Gesundheitsdiskussion auftauchende Anregung, wieder Rasen- oder Schneebleiche auszunützen, ist bei den heutigen Stoffmengen keine ernstzunehmende Alternative – letztlich bleicht auch hier der Sauerstoff und für den Träger der Textilien ist es gesundheitlich sicher nicht vorteilhafter, ein »naturgebleichtes« Hemd zu tragen.

Umweltschonend wäre allein, auf das Bleichen ganz zu verzichten, d.h. wie manche Ökokollektionen anbieten, »naturweiß« oder »rohweiß« in Kauf zu nehmen mit der Aussicht, daß die Textilien bei der Pflege immer heller werden.

Mercerisieren

Als eines der ältesten Verfahren bei Baumwolle dient das Mercerisieren zur dauerhaften Steigerung des Glanzes. Bereits 1844 von John Mercer erfunden, sollte die Behandlung der Stoffe mit starker Natronlauge unter Spannung Baumwolle neben Leinen konkurrenzfähig machen, besonders im Bereich der Tisch- und Bettwäsche.

Mit dem Mercerisieren steigert sich die Saugfähigkeit der Faser, ebenso die Reißfestigkeit, während die Scheuerfestigkeit abnimmt. Heute werden möglichst alle Baumwollprodukte soweit es die Stapellänge der Fasern zuläßt, mercerisiert, da zugleich die Farbaufnahmefähigkeit steigt d.h. die besser ausgenützten Farbbäder den Betrieben geringere Entsorgungskosten verursachen.

In ökologischer Hinsicht ist das Verfahren wenig problematisch, da schon aus Kostengründen die hochprozentige Natronlauge möglichst weiterverwertet wird. Auch in bezug auf gesundheitliche Risiken ist nichts zu befürchten, die freie Natronlauge wird neutralisiert und ausgewaschen.

Hochveredelung

Als Ausrüstung mit ökologischen und auch bekleidungsphysiologischen Problemen gilt heute die Hochveredelung, die Baumwolle knitterarm, pflegeleicht und bügelarm bzw. bügelfrei macht. Um die Knitteranfälligkeit zu reduzieren, muß die Saugfähigkeit der Faser eingeschränkt werden. Dies geschieht entweder durch sogenannte »Quervernetzung« oder häufiger durch Einlagerung von Kunstharzen in die Hohlräume der Faserfeinstruktur. Der gängigste und bewährteste Kondensationspartner ist Formaldehyd, dessen gesundheitliche Bedenklichkeit seit einigen Jahren heftig diskutiert wird. Da jede Kunstharzeinlagerung zugleich eine Quellfestausrüstung bedeutet, laufen derart veredelte Textilien beim Waschen nicht ein. Außerdem ist diese Substanz ein hervorragendes Mittel gegen Bakterien- und Pilzbefall und daher auch als Konservierungsstoff für weite Schiffstansporte sehr geeignet.

Ein wesentliches Kriterium ist die Qualität des Ausrüstungsverfahrens selbst, d.h. daß bei sorgfältiger Kondensation kein freier Formaldehyd vorhanden ist, bzw. ausgewaschen worden ist. Auch während des Tragens und beim Bügeln darf keine rückläufige Reaktion stattfinden und Formaldehyd wieder abspalten. Die Realität sieht häufig aber anders aus:

Untersuchungen haben in der Vergangenheit gezeigt, daß pflegeleichte Textilien zum Teil sehr viel Formaldehyd beim Tragen abgeben. Formaldehyd ist in Verruf geraten, da es zu den 10 Substanzen gehört, die am häufigsten Allergien hervorrufen. Hochgradige Formaldehydallergiker können bereits auf kleinste Mengen reagieren.

Zudem hat sich Formaldehyd im Tierversuch als krebserzeugend herausgestellt. 1986 wurde eine Kennzeichnungspflicht für Formaldehyd ab einem Gehalt von mehr als 0,15 Prozent freien Formaldehyd festgelegt:

> Enthält Formaldehyd.
> Es wird empfohlen, das Kleidungsstück vor dem ersten Tragen zu waschen.

Textilien, die derartig gekennzeichnet sind, findet man heute nicht mehr, denn die Veredeler verwenden wesentlich weniger Formaldehyd als noch vor wenigen Jahren. Die Empfehlung, neue Kleidungsstücke vor dem Tragen zu waschen, reicht in den meisten Fällen nicht aus, um den freien Formaldehyd gänzlich aus der Kleidung zu verbannen. Auch aus ökologischen Gesichtspunkten – die Entsorgung des Formaldehyd über Haushaltsabwässer – sollten die Veredeler dazu übergehen nur noch formaldehydfreie Verfahren anzuwenden.

Kleidungsstücke mit dem Vermerk »ohne Formaldehyd« können aber, wenn sie hochveredelt sind, mit dem problematischen Ersatzstoff Glyoxal ausgerüstet worden sein. Diese Substanz ist im Gegensatz zu Formaldehyd noch nicht so gründlich auf die Auswirkungen in bezug auf Gesundheit und Umwelt untersucht. Bekannt ist, daß Glyoxal zu Nierenfunktionsstörungen, Haut- und Augenreizungen führen kann.

Heute werden fast alle Oberbekleidungstextilien aus Baumwolle, insbesondere Hemden, Blusen- und Kleiderstoffe hochveredelt mit dem Hinweis, dem Verbraucherwunsch nach Pflegeleichtigkeit dadurch entgegenzukommen. Entsprechend ist die Werbung mit »bügelfreier Natur« höchst irreführend – jede Naturbaumwolle knittert aufgrund ihrer morphologisch-chemischen Struktur – und erst, wenn Kunstharzeinlagerungen oder sonstige Manipulationen sie an der Wasseraufnahme hindern, wird sie bügelfrei. Die bekleidungsphysiologischen und funktionalen Nachteile, die sich durch die Hochveredelung ergeben, wie eine stark reduzierte Scheuerfestigkeit und die verminderte Wasseraufnahmefähigkeit, werden nirgends erwähnt. Parallel dazu nimmt verständlicherweise auch die Verrottungsresistenz zu.

Namen wie Cottonova, Supercotton, Rapid-Iron, No-Iron, Minicare beinhalten als Warenzeichen gleichzeitig die Garantie für 25-30 Wäschen mit Formbeständigkeit und Bügelfreiheit.

Ein Hinweis auf eine Pflegeleichtausrüstung ist außerdem die Bügelempfehlung mit »2 Punkten«, da bei höherer Temperatur das Kunstharz erweicht und am Bügeleisen klebt. Jede nicht hochveredelte Baumwolle ist mit »3 Punkten« zu bügeln.

Gechintzte Baumwolle mit einer glänzenden Ober- und einer matten Unterseite hat, wenn sie wasserbeständig sein soll, ebenfalls einen Kunstharzüberzug. Auch Baumwolle im »Crash-Look« muß derart präpariert sein, wenn sich der Knitterlook halten soll.

Zusammenfassend läßt sich festhalten, daß weder diese Verfahren noch die Auswirkungen als umweltfreundlich oder bekleidungsphysiologisch günstig einzustufen sind.

Sanforisieren
Nicht behandelte Baumwollgewebe können bei der ersten Wäsche oft beträchtlich einlaufen. Nach dem Cluett-Verfahren wird unter vorgegebener Spannung im Betrieb das Einlaufen durch Behandlung mit erhitztem Wasserdampf vorweggenommen. Dieses »Sanforisieren« hat weder umweltbelastende noch gesundheitliche Folgen, sondern garantiert, daß sich die betreffenden Gewebe bei der Haushaltswäsche nicht mehr als 1 % in Länge und Breite verändern dürfen.

In den achtziger Jahren wurde das Sanfor-Set-Verfahren entwickelt, eine Verknüpfung des Mercerisierens mit dem Sanforisieren. Die Textilien erhalten eine glatte Oberfläche, Glanz und einen weichen Griff. Zudem ist ihre Reiß- und Scheuerfestigkeit erhöht und die Knitterneigung herabgesetzt. Das Sanfor-Set-Verfahren ist eine formaldehyd- und glyoxalfreie Pflegeleicht-Ausrüstung.

Hygienische Ausrüstung
Hier handelt es sich um eine antimikrobielle – pilz- und bakterienfeindliche – Behandlung von Fasern mit Chemikalien, die wenig hautverträglich sind und außerdem eine sehr begrenzte Waschbeständigkeit haben. Durch die Ausrüstung wird zugleich eine bakterielle Zersetzung des Schweißes verhindert, so daß sich beim Tragen keine unangenehmen Gerüche entwickeln können. Durch die Vernichtung der körpereigenen Bakterienflora erhöht sich jedoch nach Meinung von Hautärzten die Anfälligkeit gegenüber fremden Mikroben, die eventuell bereits resistent sind.

Das bekannteste Markenzeichen für diese Eigenschaften ist »Sanitized«. Für manche Artikel wie Matratzen, Autopolster oder Duschvorhänge mit besonderen hygienischen Anforderungen in bestimmten Bereichen mag die Ausrüstung sinnvoll sein, für Miederwaren, Unterwäsche, Socken oder andere hautnah getragene Textilien ist sie nicht zu empfehlen.

Bei bakteriellen oder Pilzerkrankungen sind Baumwolltextilien, die bei Kochtemperaturen gewaschen und gebügelt werden können, mit Sicherheit eine bessere Alternative.

Flammhemmende Ausrüstung
In den USA muß Kindernachtwäsche und Bettwäsche flammhemmend ausgerüstet sein. Auch bei uns steht eine derartige Vorschrift zur Diskussion. Im Rahmen einer EU-Richtlinie, die derzeit erarbeitet wird, sollen zukünftig Sesselbezüge, Sofakissen, Schaumstoffkerne und Matratzenfüllungen sowie sämtliche Polstermöbel flammhemmend ausgerüstet werden. Flammhemmende Chemikalien sollen den Schaumstoffrezepturen beigemengt und auf Roßhaar-, Daunen-, oder Schafwollfüllungen gesprüht und in Vorhang- und Möbelbezugsstoffe eingebaut werden. Damit soll vermeintlichen Brandgefahren im Haushalt vorgebeugt werden, denn Zellulosefasern wie Leinen, Baumwolle und Viskose brennen besonders schnell und sind leicht entflammbar. Als Vorhänge oder als Dekotextilien bilden sie eine verstärkte Brandgefahr. Die Hauptbrandursachen liegen jedoch bei anderen Gegenständen wie Heizkörpern, Kochherden oder Fernsehgeräten.

In den USA hat sich unterdessen gezeigt, daß die vorgeschriebene Ausrüstung keinesfalls die Zahl der durch Brände Getöteten oder Verletzten dezimiert hat. Lediglich ein sorgloserer Umgang mit offenem Feuer war die Folge.

Flammfest ausgerüstete Fasern verspröden aufgrund der Behandlung mit Chemikalien, d.h. der Nutzungskomfort nimmt ab. Die aufgetragenen Substanzen sind außerdem nicht unbegrenzt waschbeständig, die flammhemmenden Eigenschaften verlieren sich mit der Zeit.

Eine EU-weite Regelung hätte bisher nicht überschaubare negative Auswirkungen: Allein ca. 30.000 bis 40.000 neue Polstermöbelmodelle werden pro Jahr hergestellt; sie müßten flammhemmend ausgerüstet werden. Ausrangierte Couchgarnituren müssen dann zum Sondermüll, da die flammhemmenden Chemikalien umwelt- und gesundheitsgefährdend sind. So sind Dyoctylphthalat und Formaldehyd stark allergieauslösend. Die Chrom-, Chlor- und Phosphorverbindungen sind giftig und krebserregend.

Vorschriften, die für alle öffentlichen Gebäude flammfest ausgerüstete Raumtextilien verlangen, sind sehr zu begrüßen, für den privaten Haushalt ist eine derartige Ausrüstung nicht sinnvoll.

3.3 Farbenfrohe Textilien – graue Umwelt?

Farben früher
Farben und Textilien gehören zusammen. Seit den frühesten Zeiten waren farbige Textilien begehrt, je echter und intensiver sie waren, desto teurer wurden sie gehandelt. Über besonders prestigeträchtige Farben wachten strenge Vorschriften – so war beispielsweise in der Antike dem normalen Volk das Tragen von Purpurkleidern verboten und die Breite des Purpursaumes an der Toga zeichnete die Senatoren im alten Rom aus.

Königsblau und Safrangelb waren Würdenträgern oder Priestern vorbehalten und noch vor 200 Jahren hieß es: »Wenn der Untertan Rot trägt, dann ist`s mit der Herrschaft vorbei.«

Auch die Zeiten, als die Farben noch Symbolgehalt hatten, sind längst vergangen, der Anspruch auf grenzenlose Farbigkeit im Textilbereich ist uns selbstverständlich.

Allzu leicht übersehen wir, daß bis zur Synthese der ersten Farben aus Anilin, einem Derivat aus Steinkohlenteer, vor etwas mehr als 100 Jahren, Färbemittel, Farben und Farbenbeizen zu den bevorzugten Handelsgütern zählten, die oft genug politische Entscheidungen beeinflußten.

Farben heute

Heute sind über 50.000 Farbnuancen registriert, wenn auch davon nur etwa 2.000 als Farbstoffe Verwendung finden. Jährlich werden weltweit über 4.000.000 t Farbstoffe aus Erdölderivaten produziert, wobei etwa die sechsfache Menge an schwer entsorgbarem Abfall anfällt.

Damit ein farbiger Stoff überhaupt als Farbstoff brauchbar ist, muß er auf der Textilfaser haften oder in sie eindringen. Er kann durch echte chemische Bindungen oder durch Ionenaustausch fixiert werden. Es gibt aber auch Möglichkeiten, Vorprodukte einzusetzen, die sich erst auf der Faser zu Farbstoffen entwickeln. Besonders bei Synthesefasern, von denen etwa Polyester schlechte Farbaffinitäten besitzt, bahnen sogenannte Carrier den Weg für Dispersionsfarbstoffe in die Fasern. Da gerade bei diesen Hilfsmitteln zwar wirksame, aber giftige Vertreter sind, müssen sie hinsichtlich gesundheitlicher Beeinträchtigungen genau untersucht werden.

Synthesefasern könnten aber auch durch Farbpigmente in der Spinnlösung unbedenklich gefärbt und dann als farbige Fasern ersponnen werden. Nur bei großen Chargen lohnt sich die Farbgebung auf diese Weise und seit selbst bei Strümpfen die Modefarben innerhalb einer Saison schwanken, sind Bekleidungstextilien von diesem Färbeverfahren nicht mehr betroffen.

Jeder Faser ihren Farbstoff

Je nach Art der Anfärbung werden färbetechnisch verschiedene Farbstoffklassen unterschieden, die sich nur für bestimmte Fasergruppen eignen, für andere aber ungeeignet sind und die vor allem auch sehr verschiedene Echtheitsgrade aufweisen.

So färben etwa basische oder kationische Farbstoffe vorgebeizte Zellulosefasern und auch tierische Fasern recht gut und brillant – die Farben sind aber wenig lichtecht. Säurefarbstoffe eignen sich hervorragend für Eiweißfasern und auch für Polyamide, während Pigmentfarbstoffe weniger zum Färben als vielmehr zum Drucken taugen, wenn sie mit einem Binder auf den Fasern fixiert werden. Reaktivfarbstoffe sind als eine junge Farbstoffklasse seit den 50er Jahren im Einsatz. Die anfängliche Euphorie wegen ihrer hervorragenden färberischen Eigenschaften hat sich gedämpft, da sehr viel ungebundener Farbstoff die Abwässer der Ausrüstungsbetriebe enorm belastet.

Chemisch gesehen gehören die einzelnen Vertreter dieser Farbstoffklassen sehr unterschiedlichen Gruppen an. Über die Hälfte aller synthetischen Textilfarbstoffe sind Azofarbstoffe. Eine Untergruppe, die Disazofarbstoffe wiederum werden zum Teil aus Benzidinen hergestellt, die wegen ihrer allergenen bzw. krebserregenden Eigenschaften in Verruf geraten sind. Ähnlich gesundheitlich bedenklich sind die Chromierfarbstoffe, die zwar sehr brillante und naßechte Färbungen ergeben, aber krebserregend sind.

In der Bundesrepublik werden diese kritischen Farbstoffe, bzw. Farbstoffklassen seit rund 20 Jahren nicht mehr eingesetzt. Da aber etwa 70 – 80 % unserer Textilien aus dem Ausland stammen, werden auch bei uns Textilien, die mit krebserregenden Farben gefärbt sind, angeboten. Im Juli 1994 ist der Bundesgesundheitsminister einer langjährigen Forderung der Verbraucherverbände nach einem Verbot für krebsserregende Textilfarbstoffe nachgekommen: Ab 1. Juli 1995 dürfen keine Textilien mit krebserregenden Farbstoffen gefärbt oder importiert werden und vom 1. Januar 1996 an dürfen diese Textilien nicht mehr verkauft werden. Damit das Gesetz greift, müssen die Landesüberwachungsbehörden bis dahin eine wirkungsvolles Kontrollnetz aufbauen.

Was heißt hier echt?

Weitere gesundheitliche und ökologische Probleme ergeben sich aus den unterschiedlichen Echtheiten der angewandten Farben. Wenn der Verbraucher von »farbecht« redet, dann fragt sich der Veredeler, soll das Textil lichtecht, schweißecht, wasserecht, meerwasserecht oder reibecht sein? Soll sich die Farbe beim Bügeln nicht verändern oder wird Beständigkeit gegen Lösungsmittel, Alkalien und Säuren verlangt?

Alle Echtheitskriterien sind genormt, können überprüft und festgelegt werden. Dies nützt jedoch wenig, wenn aus nicht reibecht eingefärbten Textilien Farbe durch die Haut diffundiert und Schäden anrichtet wie die ersten bekannten Kontaktdermatiden bei Strümpfen aus Nylon vor mehr als 40 Jahren. Ähnliche Erscheinungen gibt es wieder seit einiger Zeit bei Leggins, die offensichtlich mit allergenen Farben gefärbt oder mit entsprechenden Textilhilfsmitteln behandelt worden sind. Farbstoffallergien gehören derzeit zu den häufigsten textil- bzw. ausrüstungsbedingten Krankheiten.

Farben am falschen Ort

Ein verbreitetes ökologisches und auch hygienisches Übel sind die ausblutenden Farben an sich. Technisch wäre es kein Problem, alle Fasern ihrer üblichen Pflegetemperatur entsprechend waschecht einzufärben, d.h. daß Baumwolle und Leinentextilien bei mindestens 70 °C waschbar wären, Wolle, Seide und Acryl bei 30-40 °C, die Regenerate, Polyamid und Polyester bei 60 °C. Bei diesen Temperaturen wäre auch eine hinreichende Sauberkeit und Hygiene gewährleistet. Statt dessen liegen die Pflegeempfehlungen fast ausnahmslos auch für Baumwolltextilien im Bereich vom 30-40 °C. Durch diese Auszeichnung schützt sich der Hersteller vor Reklamationen und überläßt es dem Verbraucher festzustellen, ob es sich um »underlabelling« handelt, d.h. ob das Textil durchaus eine höhere Waschtemperatur vertragen würde oder ob die Ausrüstung tatsächlich unzureichend ist.

Echte Einfärbungen sind eine Frage des Preises, da kochfeste Baumwollfärbungen für den Ausrüster etwa 7-8 mal so teuer sind wie die wenig haltbaren. Argumente für diese unzulänglichen Echtheiten sind einmal die heute üblichen Waschverfahren, zum anderen aber auch, daß sich bei der Wegwerfmentalität keine besseren Farben lohnten. Nachdem aber erwiesen ist, daß gut, d.h. fasergemäß gepflegte Wäsche aus Baumwolle etwa 5 mal so lange hält wie bei niedrigen Temperaturen gewaschene Textilien und oft die schlechte Farbqualität als Wegwerfgrund genannt wird, dürfte eine Bilanz eindeutig zugunsten besserer Färbungen ausfallen.

Für die Veredelungsindustrie ist die Entsorgung ihrer farbigen Abwässer ein gravierendes ökologisches Problem und die Zeiten, in denen man am Bach ablesen konnte, welche Modefarben in der kommenden Saison »in« sind, gehören noch nicht überall der Vergangenheit an. Wenn auch die Farbpartikel nicht immer toxisch sind, und nicht sichtbare Stoffe weit giftiger sein können, so ruft diese optische Verschmutzung doch schneller Umweltschützer auf den Plan. Es genügt jedoch nicht, die Farbstoff-Moleküle durch Oxidation oder Reduktion einfach zu zerstören, da die Spaltprodukte vielfach nicht abbaubar sind. Meistens werden die Restfarben mit organischen oder anorganischen Hilfsmitteln ausgefällt, der farbige Schlamm muß dann umweltverträglich entsorgt werden, was wiederum schwierig sein kann, besonders wenn es sich um farbige Metallkomplexe handelt. Der Bedarf an sauberem Wasser zum Färben ist sehr hoch. Er wird für Baumwolle und Wolle mit 60-100 l pro kg Textil angegeben, bei Synthesefaser mit 20-60 l bei diskontinuierlichen und 10-30 l bei Kontinueverfahren. Qualitativ bessere Färbungen und dafür weniger wäre eine ökologisch sinnvolle Alternative zu dieser unbefriedigenden Situation.

Eigene Farbkreationen aus der Retorte

Selber Färben ist immer noch beliebt und wird gefördert durch Werbung wie »seien Sie kreativ – wer färbt kann sein blaues (rotes, grünes) Wunder erleben« – und durch zahlreiche Handelsangebote, die auf den geringen Aufwand mit großen Effekten hinweisen. Großmutters ehemals weiße Bettwäsche hat inzwischen mehrere Farbstufen durchlaufen, ist eine Färbung unbefriedigend oder hat man sich an der Farbe sattgesehen, dann verheißt die Überfärbung neues spannendes Vergnügen.

Den Präparaten ist nicht zu entnehmen, um welche Farbstoffklassen es sich handelt – mit Sicherheit gehören sie nicht zu den sparsamen, umweltverträglicheren. Seit dem 1. Mai 1994 müssen nach der Gefahrstoff-Verordnung auch Textilfarben, die mindestens einen gefährlichen Stoff enthalten, mit einem Gefahrensymbol und Hinweisen zum Umgang mit dem Produkt gekennzeichnet werden. Eine Marktbegehung der Verbraucher-Zentrale Hamburg im August 1994 hat gezeigt, daß viele Produkte mit den Gefahrensymbolen »reizend« und/oder »mindergiftig« gekennzeichnet sind. Diese Produkte enthalten mindestens einen Farbstoff, der beim Einatmen oder bei Hautkontakt mit dem reinen Farbstoff allergieauslösend ist. Als Fixiermittel werden Natriumcarbonat bzw. Trinatriumphosphat eingesetzt. Letzteres ist stärker umweltbelastend und hautreizend.

Zudem hat die Marktuntersuchung ergeben, daß Produkte, die ohne Gefahrensymbol angeboten werden, nicht automatisch umwelt- und gesundheitsverträglicher sind.

Bei jeder Färbung fließt, wie man sich leicht überzeugen kann, ein Teil der Farbpartikel ungenutzt ins Abwasser. Die Färbeergebnisse sind selten befriedigend: synthische Chemiefasern und entprechendes Nähgarn bleiben blass. Auch Naturfasern oder Viskose können außer bei sogenannten »Echtfarben« mit jeder Wäsche weiter ausbluten und müssen dann gesondert, d.h. wenig umweltbewußt gepflegt werden, wenn man nicht die gesamte Wäsche mit dem betreffenden Farbton versehen will. Ein Teil der Textilien färbt auf der Haut ab. Schon 1987 hat das Katalyse-Institut im Auftrag der Zeitschrift »Chancen« eine Anzahl handelsüblicher Do-it-yourself-Farben auf ihre Abwasserbelastung hin untersucht und dabei festgestellt, daß der chemische Sauerstoffbedarf, der zum Abbau der Substanzen erforderlich ist, zum großen Teil die gesetzlich vorgeschriebenen Höchstwerte überschreitet, abgesehen davon, daß die Abbauprodukte selbst nicht bekannt sind. Die notwenigen Kochsalzgaben, die zum Färben gebraucht werden, stellen eine zusätzliche Umweltbelastung dar.

Ein weiterer Gesichtspunkt ist, daß in der Regel die Waschmaschine als Farbkessel dient und hinterher wieder in einem Leerwaschgang gereinigt werden muß.

Naturfarben – die ökologische Lösung?

Die Färberei mit Pflanzenfarben hat nicht nur in anthroposophischen Kreisen sehr viele Anhänger. Groß ist das Kursangebot, bei dem man erst mit den Pflanzen selbst vertraut gemacht wird, und eigenhändig gesammelte Blätter, Wurzeln, Stengel oder Blüten weiterverarbeitet.

Wer schon einmal Färbeflotten hergestellt hat, kann ermessen welcher Aufwand erforderlich ist, um große Stoffmengen rationell zu färben. Die Pflanzen enthalten in der Regel nur 1-3 Gewichtsprozent Farbstoffe, die mühsam extrahiert und konzentriert werden müssen. Eine Reihe der früher üblichen Färbepflanzen sind nicht zum Anbau geeignet und stehen daher nur begrenzt zur Verfügung.

Für den großtechnischen Einsatz wären nach Schätzungen etwa 15-20 % der Getreideanbauflächen erforderlich, um den derzeitigen Farbverbrauch durch Pflanzenfarben zu decken.

Die Farbpalette selbst ist sehr begrenzt.
Da die Farben immer Mischungen aus mehreren Komponenten sind, z.B. Anthozyane, Carotinoide, Flavonoide enthalten, passen sie zwar harmonisch zusammen, sind aber wenig farbstark und erreichen nicht die heute üblichen Standards was Lichtechtheit und Waschechtheit anbetrifft.

Eiweißfasern zeigen bessere Ergebnisse, Synthesefasern lassen sich dagegen kaum anfärben.

Bei Naturfasern sind in der Regel wenig umweltfreundliche Beizen für gute Resultate verantwortlich.

So ergeben zum Beispiel Färbungen von Wolle oder Seide mit Krappwurzeln und einer Alaun-Weinsteinbeize ein klares Krapprot, mit 6 %iger Kupfersulfatlösung Rotbraun, das mit einer Nachbehandlung mit 4 %igem Eisensulfat Schokoladenbraun wird. Mit einer (sehr giftigen) 3 %igen Kaliumbichromatbeize wird die Farbe kupferrot etc.. Es ist außerdem sehr schwierig, dieselben Farbnuancen zu rekonstruieren, da sowohl die Farbkonzentration als auch die Farbqualität der einzelnen Pflanzen stark voneinander abweichen. Sammeltermine und Vegetationsperioden beeinflussen ebenfalls die Farbintensitäten.

Untersuchungen zur Abwasserbelastung haben gezeigt, daß bei reinen Pflanzenfarben, die Beizen ausgeschlossen, die Abbauprodukte zwar bekannt sind, sie aber einen sehr hohen chemischen Sauerstoffbedarf voraussetzen, der den der synthetischen Farbstoffe bei weitem übersteigen kann.

Die erforderlichen Beizen, zum Beispiel das krebserregende Kaliumbichromat, gehören ohnehin größtenteils zu den ökologisch bedenklichen Substanzen, die gesondert entsorgt werden müßten.

Auch wenn die Naturfarbstoffe weiterhin ihre Liebhaber und Verteidiger haben werden, als Ersatz für synthetische Farbstoffe sind sie wenig geeignet, auch nicht bei einem 5 bis 10 mal höheren Preis.

Gentechnologie erobert den Baumwollanbau

Schon vor Jahren wurden in der ehemaligen Sowjetunion naturfarbene Baumwollsorten von khakifarben bis grünlich angebaut. In Turkmenistan wird bereits seit 1991 gentechnisch manipulierte Baumwolle für die industrielle Nutzung angebaut. Bei der Sorte Turkmen Colour Cotton kann auf den Einsatz chemischer Entlaubungsmittel verzichtet werden, da sich die Pflanzen zu 100% selbst entlauben. Zudem ist die Sorte in verschiedenen Farbnuancen lieferbar. Berichten zufolge soll in Köln auf der Inter-Stoff-Messe eine Jeans gezeigt worden sein, die aus gentechnisch erzeugter blauer Baumwolle gefertigt wurde. Der Stoff dieser »Fox Fibre«, die inzwischen bereits patentiert ist, soll nach jedem Waschvorgang intensiveres Blau zeigen und nach 10 – 20 Wäschen erst seine optimale Ausprägung erhalten.

Außer Levi Strauß und Esprit sind japanische Firmen Hauptabnehmer von »Fox Fibre- Natural Cotton Colours«. Sebstverständlich steht die derzeit erzeugte naturfarbene Baumwollmenge von 1.750 Tonnen jährlich in keinem Verhältnis zur Weltproduktion von ca. 5 Millionen Tonnen. Sie wird auch nie die Färbungen mit synthetischen Farben verdrängen können, dazu sind die Farben selbst zu wenig intensiv und die Farbskala ist zu begrenzt. Auch dürfte es nicht einfach sein, homogene Farbnuancen in großen Mengen zu erzeugen, da die Farbvarianz innerhalb der Pflanzen beträchtlich ist.

In Zukunft muß damit gerechnet werden, daß gentechnisch veränderte Baumwolle für Textilien häufiger eingesetzt wird. So hat das amerikanische Landwirtschaftsministerium die Aussaat gentechnisch veränderter Baumwollsamen zugelassen. In Zusammenarbeit mit dem französischen Chemiekonzern Rhone-Poulenc wurde herbizidresistente Baumwolle entwickelt. Das Projekt dient in erster Linie zur Sicherung des Absatzmarktes für das Unkrautbekämpfungsmittel des Konzerns. In einem anderen Projekt wird daran gearbeitet, das Gen der Indigo-Pflanze auf die Baumwolle zu übertragen. Das spätere Einfärben, zum Beispiel für die Jeans-Produktion, kann entfallen.

Ungeklärte Fragen bestehen hinsichtlich der ökologischen Folgen durch die Freisetzung bzw. den Anbau gentechnisch veränderter Pflanzen. Welche Auswirkung hat zum Beispiel die unkontrollierte und ungewollte Übertragung von bestimmten Eigenschaften auf andere Pflanzen für die Artenvielfalt?

3.4 Wichtige Textilveredelungen im Überblick

Ausrüstung	gewünschter Effekt	Anwendungs-bereich	Markenzeichen / Werbung	verwendete Chemikalien	mögliche Auswirkung auf Gesundheit und Umwelt
Antimikrobielle Ausrüstung	Schimmel-, Fußpilz, Bakterien, Körpergeruch	alle Fasern	«Sanitized», «Actifresh», «Durafresh», «Sanigard», «Biogard»	u. a. quaternäre Ammoniumverbindungen, Bisphenole, Imidazole, Diphenylether, Thiobisphenole, organische Zinnverbindungen, Salicylanilid-Derivate, Neomycinsulfat, Ethylenglykol, Chlormetakreosole, Diethylphtalat. Diphenylantimonhexoat	evtl. Hautallergien, Umweltbelastung
Antipilling-, Antipicking-, Antisnagging-Ausrüstung	Verhinderung von Knötchen- und Flusenbildung	synthetische Chemiefasern	keine	Acryl- und Vinylpolymere	*Restmonomerengehalt in Textilien
Anti-Schmutz	Verhinderung des Anschmutzens bzw. Verbesserung der Schmutzablösung	synthetische Chemiefasern	«Scotchgard-Imprägnierung»	Fluorverbindungen u. a. polymere Fluorcarbonharze	Umweltbelastung durch fluorierte Kohlenwasserstoffe
Antistatische Ausrüstung	Verhinderung der elektrostatischen Aufladung	synthetische Chemiefasern	keine	grenzflächenaktive Substanzen	evtl. Hautallergien
Bleichen	Weißfärbung / besseres Anfärben	alle Fasern	keine	Wasserstoffperoxid, Natriumhypochlorit, Natriumchlorit	z. T. Bildung von halogenierten Kohlenwasserstoffen wie krebserregenden und erbgutschädigenden Dioxinen
Deodorierung	angenehmer Geruch	alle Fasern	keine	Parfüms und Kunstharz	evtl. Hautallergien
Färben	bunte Farbenvielfalt	alle Fasern	keine	Azofarbstoffe, Benzidinfarbstoffe, Anthrachinonfarbstoffe enthalten Schwermetalle wie Chrom, Blei, Zink, Kupfer in unterschiedlichen Mengen Färbehilfsmittel (Carrier): Di-, Trichlorbenzol, Butylbenzoat, Methylkresolate, Orthopenylphenol u. a.	Hautallergien krebserregend (Benzidinfarbstoffe, Carrier) Umweltbelastung, z. T. große Mengen belasteten Abwassers
Filzfrei	Verhinderung des Filzens	Wolle	«filzfrei», «Superwash»	Chlorlösung, Polyamid-Epichlorhydrinharz, Enzyme	große Abwassermengen, durch Polyamid-Harze Freisetzung krebserregender Dichlorpropanole (DCP)

Ausrüstung	gewünschter Effekt	Anwendungsbereich	Markenzeichen / Werbung	verwendete Chemikalien	mögliche Auswirkung auf Gesundheit und Umwelt
Flammschutz	Verhinderung der Flammenbildung	alle Fasern (Schutzkleidung, Bodenbeläge, Dekostoffe, Exportartikel)	«flammgeschützt»	halogenierte Kohlenwasserstoffe, Phosphorverbindungen, Zirkon- und Titankomplexe für Wolle, Dioctylphthalat, formaldehydhaltige Verbindungen	größtenteils krebserregende bzw. allergene Stoffe, Entstehung v. Dioxinen bei Verbrennung der halogenierten Kohlenwasserstoffe
Hochveredelung (Pflegeleicht-Ausrüstung)	Verhinderung des Einlaufens und Knitterns	zellulosische Natur- und Chemiefasern, Mischungen mit Synthetik	«Bügelfrei», «knitterfrei», «wash and wear», «hoch veredelt», «rapid iron», «minicare»	Harnstoff-Formaldehyd, Melamin-Formaldehyd, Dimethylglyoxalharnstoff	durch Formaldehyd: Allergien, starker Krebsverdacht, durch Glyoxal: Hautreizungen, Umweltbelastung
Hydrophilierung	schnellere Ausbreitung des Wassers auf der Faseroberfläche	synthetische Chemiefasern	keine	Polyamid-, Polyacryl-, Silikonemulsionen	große Abwassermengen
Hydrophobierung	wasserabweisend	alle Fasern	keine	Paraffine, Aluminium-, Zirkonsalze, Silikonemulsionen, Fluorcarbonharze	Umweltbelastung durch FCKW
Mattierung	Vermeidung von Hochglanz	synthetische Chemiefasern	keine	Phenol, Terpentin, Pineöl, Glaubersalz, Bariumchlorid, Alkalisulfid, Zinksulfat, Cobalt-, Chromsalze, Titandioxid, Zinksulfid, Lithipone, formaldehydhaltige Harze	allergieauslösende und zum Teil krebserregende Stoffe, umweltbelastende Schwermetalle
Mercerisierung	dauerhafter Glanz	zellulosische Fasern	«mercerisiert»	Natronlauge, auch Ammoniak	große Abwassermengen
Optisches Aufhellen	strahlendes Weiß	alle Fasern (weiße und pastellfarbene Artikel)	keine	u. a. Stilben-, Pyrazolin-, Benzazol-Derivate	Hautallergien, Gewässerbelastung
Sanforisierung	Verhinderung des Einlaufens	zellulosische Natur- und Chemiefasern	«Sanfor», «sanforisiert»	keine, da nur mechanische Stauchung	keine
Sanfor-Set-Verfahren	Verhinderung des Knitterns und Einlaufens	zellulosische Fasern	«Sanfor-Set»	Ammoniak und mechanische Stauchung	Umweltbelastung durch Ammoniakdämpfe?
Scheuerfest-Ausrüstung	Erhöhung der Scheuerfestigkeit	zellulosische Fasern	«Texylon»	Kieselsäurepräparate, plastische Harze	uns nicht bekannt
Stone wash	ausgeblichene, gealterte Optik	Jeans	keine	keine	großer Wasserverbrauch
Stone bleach	stark ausgeblichene, gealterte Optik	Jeans	keine	Natriumhypochlorit, Natriumchlorit, Wasserstoffperoxid	z. T. Bildung von halogenierten Kohlenwasserstoffen, z. B. Dioxine
Used Wash	ausgeblichene «Second Hand»-Optik	Jeans	keine	Kaliumpermanganat	große Abwassermengen
Weichmachen	Verbesserung des Griffs	alle Fasern	keine	versch. Tenside, Paraffin-, Wachs-, Polyethylen-, Polyurethan-, Silikonemulsionen	evtl. Hautallergien und Entstehung krebserregender Nitrosamine bei stickstoffhaltigen Verbindungen

(Quelle: Rosenkranz, B., Castelló, E.: Textilien im Umwelttest, 1993, S.136-141)

Methodische Anregungen und Projektideen

zu 3.1

- *Verschiedene Textilien auf mögliche Veredelungsverfahren hin analysieren.*
  Sind diese funktional oder ästhetisch bedingt?
  Könnte darauf ohne Qualitätseinbußen verzichtet werden?

zu 3.2

- *Feststellen, welche Textilien aus dem eigenen Kleiderschrank gebleicht sind.*
  Könnte darauf verzichtet werden?

- *Bei Bekleidungs-, Haus- und Heimtextilien, sowie bei Näh- und Handarbeitsgarnen nach Hinweisen auf eine Mercerisation suchen – nach Augenschein oder aufgrund eines Etiketts.*
  Welche Vor- und Nachteile bringt im Einzelfall diese Ausrüstung?

- *Bei Textilien nach weiteren Hinweisen auf Ausrüstungsverfahren suchen und ihre Notwendigkeit sowie gesundheitliche und ökologische Auswirkungen diskutieren.*

- *Prospekte und Textilien im Marktangebot testen, ob sie Hinweise auf eine Hochveredelung enthalten. Eventuell Rückschlüsse aufgrund der Pflegeetiketten ziehen. Was passiert, wenn diese Textilien etwa bei 90 °C gewaschen und bei 3 Punkten (ca. 180 – 200 °C) gebügelt werden?*

- *Besuch einer Strumpf-/Sockenabteilung eines Kaufhauses. Werbeaussagen, Material- und Pflegekennzeichnungen notieren und miteinander vergleichen. Irreführende Kennzeichnungen der zuständigen Behörde melden und den Hersteller anschreiben.*

zu 3.3

- *Beispiele für verschiedene Echtheiten von Farben aus dem täglichen Erfahrungsbereich suchen wie: lichtecht, reibecht, wasserecht, waschecht, kochecht und ihre Bedeutungen im Hinblick auf Funktionalität und Umweltauswirkungen diskutieren.*

- *Beispiele für »Underlabelling« bei Baumwolle suchen. Welche Pflegeempfehlungen müßten jeweils ausgesprochen werden?*

zu 3.4

- *Angebote von Textilien, die mit »wash out« oder »fade out« angespriesen werden, aus Prospekten heraussuchen und die Auswirkungen auf die Qualität und die Umwelt diskutieren.*

- *Die Rezepturen in Hobbybüchern zum Selberfärben von Textilien auf gesundheits- und umweltgefährdende Chemikalien untersuchen. Marktbegehung im Einzelhandel durchführen. Die Produktbeschreibungen von Textilfarben bearbeiten.*
  Vor- und Nachteile des Selberfärbens diskutieren.

- *Den Hersteller des eigenen Lieblings-Kleidungsstückes anschreiben und erfragen, mit welchen Chemikalien das Textil ausgerüstet wurde.*

- *Nach Angeboten von naturbelassener, ungefärbter Baumwolle suchen.*
  Wie steht's mit dem Preis im Vergleich zu gefärbten, gebleichten oder gemusterten Textilien?
  Ist die Funktionalität bei Naturbaumwolle im Einzelfall beeinträchtigt?

zu 3.2 Baumwollgewebe: Warendurchlauf im Veredelungsbetrieb

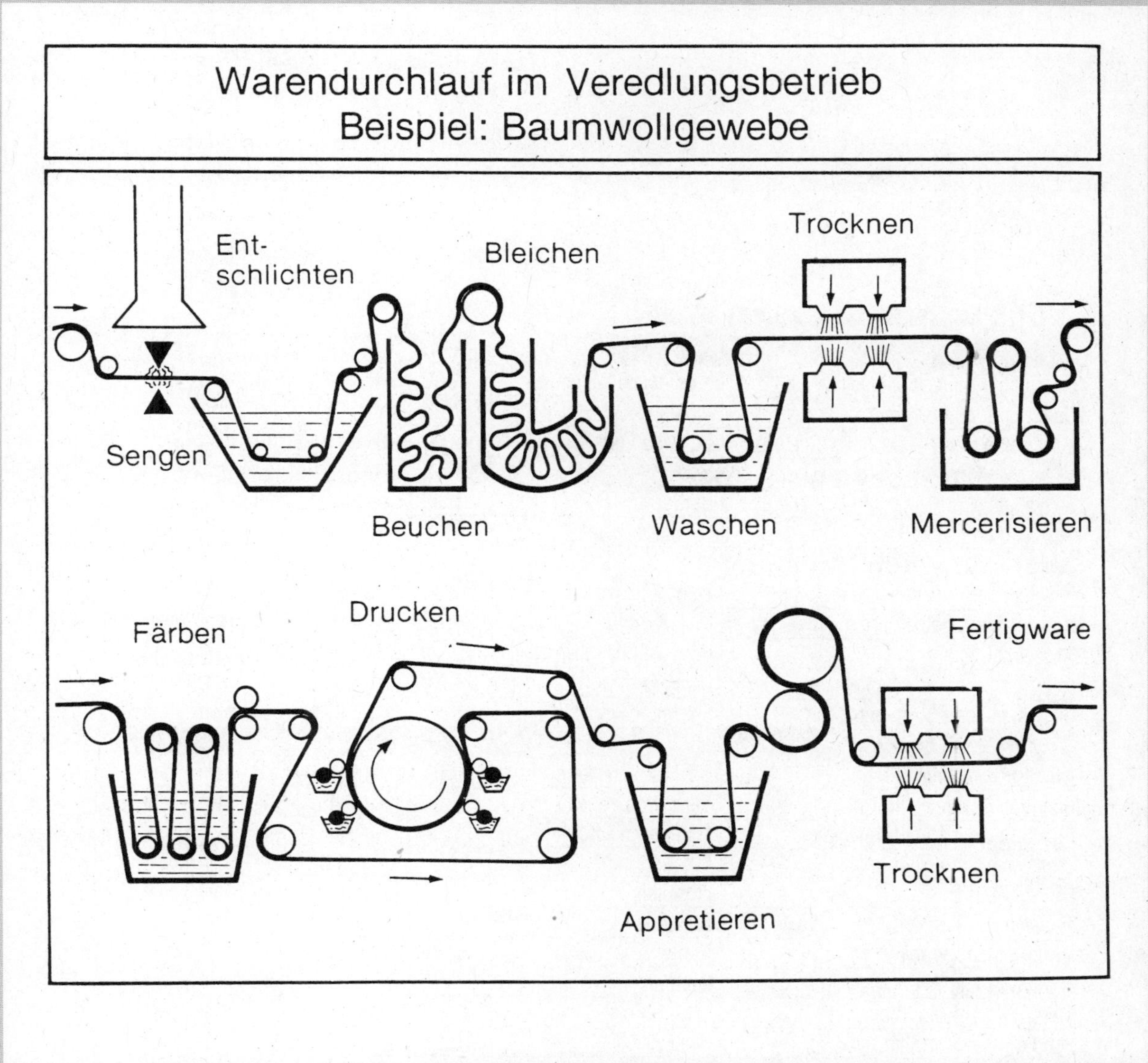

(Quelle: Verband der Baden-Württembergischen Veredelungsindustrie)

zu 3.2 Baumwoll-T-Shirts im Test

T-Shirts: Ausrüster am Werk

		Preis	Formaldehyd	Glyoxal	Summe der Pestizide in µg/kg	PCP	Baumwolle aus kontrolliert biologischem Anbau	Anmerkungen
Empfehlenswert								
Fix Kinder-T-Shirt, blau gestreift	Fix-Kinderkleidung	50.60	nein	nein	1	nein	nein	
Green Cotton Öko-T-Shirt	Novotex	79.00	nein	nein	nein	nein	ja	2)
e-collection Öko-T-Shirt, hellbraun-beige	Esprit de Corp	99.00	nein	nein	50	nein	ja	2)
Eingeschränkt empfehlenswert								
Vingar, rot	Hertie	5.00	nein	nein	nein	nein	nein	**3)**
Young Style T-Shirt, blau	Kaufhalle	5.00	nein	nein	nein	nein	nein	**3)**
Weniger empfehlenswert								
Engel Kinder-T-Shirt, grün	Engel KG	29.50	nein	**ja**	24	nein	nein	
Hanes T-Shirt, gelb	Mey & Edlich	20.00	nein	nein	3	**ja**	nein	**4)**
Hess-Natur T-Shirt, grün	Hess Naturtextilien	36.50	nein	**ja**	12	nein	nein	1)
Living Crafts T-Shirt, dunkelblau	Living Crafts	74.00	nein	**ja**	20	nein	nein	1)
Oilily Kapuzen-T-Shirt, bunt	Schwab's Kinderland	49.95	**ja**	nein	3	nein	nein	
Nicht empfehlenswert								
Avanti-T-Shirt, grün	C & A Brenninkmeyer	15.00	nein	**ja**	23	nein	nein	**3)**
Benetton Kinder-T-Shirt, rot	Bennetton Benex	39.00	nein	**ja**	nein	nein	nein	**3)**
Daniel Hechter T-Shirt, rot	Miltenbach Otto Aulbach	19.50	nein	**ja**	2	nein	nein	**3)**
Esprit Men Basic-Shirt, rot	Esprit de Corp	29.00	**ja**	nein	nein	nein	nein	**3)**
GS T-Shirt, rot	Präsidium	9.90	**ja**	nein	5	nein	nein	**3)**
Jil Sander T-Shirt, rot	Jil Sander	30.00	**ja**	nein	36	nein	nein	**3)**
Kinder-T-Shirt, petrol	Hertie	12.95	**ja**	nein	126	nein	nein	**3)**
Little Astor Kinder-T-Shirt, blau	Kaufhof	9.95	**ja**	**ja**	nein	nein	nein	
Marc O'Polo Basic T-Shirt, grün	Marc O'Polo	39.00	nein	**ja**	25	nein	nein	**3)**
Pop Corn Kinder-T-Shirt, grün	Boecker	10.50	nein	**ja**	nein	nein	nein	**3)**
Pr*.ject, blau	Woolworth	5.00	**ja**	nein	64	**ja**	nein	**3)**
T-Shirt, rot	Kaufhof	9.95	**ja**	nein	7	nein	nein	**3)**

Fettgedruckt führt zur Abwertung
1) Verarbeitung von Baumwolle aus kontrolliert biologischem Anbau nach Angaben des Herstellers geplant
2) Baumwolle aus kontrolliert biologischem Anbau
3) Das weiße T-Shirt dieser Marke enthält optische Aufheller.
4) enthält optische Aufheller

(Quelle: Ökotest-Magazin 5/1992, Cejka, R., Test T-Shirts aus Baumwolle)

zu 3.2 Jeans: Jede Menge Chemie in den Hosen

Jeans: Jede Menge Chemie in den Hosen

		Preis	Summe Pestizide in µg/kg	PCP in µg/kg	Chrom in mg/kg	Kupfer in mg/kg	Nickel in mg/kg	Vanadium in mg/kg	Blei in mg/kg	Quecksilber in mg/kg	Formaldehyd in mg/kg	Benzidinfarbstoffe
Empfehlenswert												
Blue System US 1, used	Blue System/News	139,00	27	nein	nein	3	0,5	nein	nein	nein	3	nein
Boss Herrenjeans Django	Boss	139,00	2	nein	16	4,5	6	0,5	1	0,1	3	nein
Diesel Cheyenne	Diesel/ Amtraks	139,00	1	nein	6	1	2,5	nein	nein	nein	7	nein
Esprit Femme Superloose /Rainpipe	Esprit	119,00	1	nein	1	2	0,5	nein	nein	nein	5	nein
Fade out Damenjeans	C & A	27,00	2	nein	nein	5	1,5	0,5	nein	nein	6	nein
Mustang Tramper Regular Fit	Mustang	99,00	nein	nein	2	2,5	2	nein	nein	0,1	12	nein
Orlando Croc Blanc Cherokee	Orlando/ Reschny	25,00	nein	nein	1	3	nein	nein	0,5	nein	6	nein
Pepe Herrenjeans M5 Button Fly, Anti-Fit Loose Leg	Pepe	129,00	1	nein	16	1,5	8	0,5	0,5	nein	8	nein
Pioneer Wide Field	Pioneer	119,00	1	nein	5	6	3	nein	0,5	0,1	8	nein
Replay Style 901 Regular, used	Replay/ News	159,00	4	nein	nein	1	0,5	nein	nein	0,1	3	nein
Wrangler Texas Regular Fit	Wrangler	109,00	1	nein	18	2	7	nein	1	nein	3	nein
Eingeschränkt empfehlenswert												
Jeans Edwin Newton Slim/London Slim	Edwin	109,00	1	**10**	1	5	nein	nein	nein	nein	4	nein
Levi's 501 Shrink-To-Fit Button Fly/ Regular Fit	Levi's	139,00	1	nein	0,5	**600**	1	nein	nein	nein	Spur	nein
Mc Duncan Herrenjeans	Mc Duncan/ Woolworth	29,90	2	nein	**68**	6	8	nein	1	nein	5	nein
Weniger empfehlenswert												
Lee Riders Kansas Comfort Fit, Boot Cut/ Nevada, Loose Fit	Lee	109,00	1	**20**	1	2	0,5	**23**	1	0,1	9	nein

Fettgedruckt führt zur Abwertung

Anmerkung: 1) Untersucht wurden zunächst die von ÖKO-TEST gekaufte Jeans, danach eine von der Firma Levi's zur Verfügung gestellte, bei der die Kupferbelastung mit 8 mg/kg wesentlich niedriger lag. Eine danach von ÖKO-TEST gekaufte dritte Jeans wies dann allerdings eine ähnlich hohe Kupferbelastung auf wie die erste.

Legende: Es wurde jeweils eine schwarze und eine blaue Jeans der jeweiligen Marke getestet. Schwarze Jeans wurden auf Schwermetalle und Benzidinfarbstoffe untersucht, blaue auf Pestizide, PCP, Formaldehyd und Höchstzugkraft.

Übersteigt der Gesamtgehalt (Totalaufschluß) eines Schwermetalls den Öko-Tex-Standard 100 dieses Schwermetalls in löslicher Form, wird das Produkt um eine Stufe abgewertet. Die Jeans werden außerdem um jeweils eine Stufe abgewertet, wenn sie PCP, mehr als 10 mg/kg Vanadium oder mehr als 20 mg/kg Formaldehyd enthielten.

(Quelle: Ökotest-Magazin 8/1993, Cejka, R., Test Jeans – In die Hose gegangen)

Erläuterung der Testkriterien:

Schwermetallrückstände: Die Rückstände stammen aus schwermetallhaltigen Farben. Es gibt keine gesetzlich festgelegten Grenzwerte für Rückstände in Textilien. Für Textilien mit dem Label »schadstoffgeprüft nach Öko-Tex Standard 100« gelten folgende Werte: Chrom max. 2 mg/kg, Nickel max. 4 mg/ kg, Kupfer max. 50 mg/kg, Blei max. 1mg/kg und Quecksilber max 0,02 mg/kg. Für Vanadium wurde kein Grenzwert festgelegt.

Benzidinfarbstoffe: Gruppe von krebserregenden Farbstoffen, die in der Bunderepublik seit ca. 20 Jahren nicht mehr verwendet werden. Ab 1.1.1996 ist die Verwendung verboten, das Verbot gilt auch für Importwaren.

Formaldehyd: Mit der DNPH-Methode wird auch der Formaldehyd nachgewiesen, der in der Faser gebunden ist. Mit der japanischen Law 112-Methode wird nur freier Formaldehyd gemessen.

zu 3.2 Dioxine in der Kinderkleidung

Kinderkleidung: Am besten Second-hand?

		Preis	Farbe	Dioxine und Furane in ng I-TE/kg	halogenorganische Substanzen	Formaldehyd (Jap. Law)	Formaldehyd in mg/kg (DNPH)	Glyoxal in mg/kg (DNPH)	Benzidinfarben	Nickel in mg/kg	Kupfer in mg/kg	optische Aufheller	Anmerkungen
Weniger empfehlenswert													
Benetton Kinder-T-Shirt	Benetton Benex	19,00	weiß	n. u.	**ja**	n. u.	n. u.	n. u.	n. u.	nein	nein	**ja**	
Benetton Kinder-T-Shirt	Benetton Benex	19,00	rot	n. u.	**ja**	nein	18	nein	nein	nein	nein	n. u.	
Benetton Kinder-T-Shirt	Benetton Benex	19,00	dunkelblau	0,10	nein	n. u.	n. u.	n. u.	n. u.	nein	nein	n. u.	
Hummelsheim Kinder-T-Shirt mit Stickerei »Club«	Hummelsheim	29,00	dunkelblau	0,06	nein	n. u.	n. u.	n. u.	n. u.	nein	nein	n. u.	
Hummelsheim Kinder-T-Shirt mit Stickerei »Club«	Hummelsheim	29,00	rot	n. u.	**ja**	**ja**	64	nein	nein	nein	nein	n. u.	
Hummelsheim Kinder-T-Shirt mit Stickerei »Club«	Hummelsheim	29,00	gelb	n. u.	**ja**	n. u.	n. u.	n. u.	n. u.	nein	nein	nein	1)
Nicht empfehlenswert													
Astor Junior, Kinder-T-Shirt Doppelpack	Kaufhof	6,48	blaugrün	**1,69**	**ja**	n. u.	n. u.	n. u.	n. u.	**22**	**910**	n. u.	
Astor Junior, Kinder-T-Shirt Doppelpack	Kaufhof	6,48	weiß	n. u.	**ja**	n. u.	n. u.	n. u.	n. u.	nein	1	**ja**	
Astor Junior, Kinder-T-Shirt Doppelpack	Kaufhof	6,48	rot	n. u.	**ja**	nein	16	nein	nein	nein	1	n. u.	
C & A Kinder-T-Shirt mit Stickerei »Spirits«	C & A Brennikmeyer	10,00	blau	nein	**ja**	n. u.	n. u.	n. u.	n. u.	nein	nein	n. u.	
C & A Kinder-T-Shirt mit Stickerei »Spirits«	C & A Brennikmeyer	10,00	weiß	n. u.	nein	n. u.	n. u.	n. u.	n. u.	nein	nein	**ja**	
C & A Kinder-T-Shirt mit Stickerei »Spirits«	C & A Brennikmeyer	10,00	rot	n. u.	nein	**ja**	170	nein	nein	nein	nein	n. u.	
Diesel Kinder-T-Shirt mit Aufdruck »Indianderkopf«	Amtraks	33,00	rot	n. u.	**ja**	nein	nein	nein	nein	nein	nein	n. u.	
Diesel Kinder-T-Shirt mit Aufdruck »Indianderkopf«	Amtraks	33,00	dunkelgrün	0,13	nein	n. u.	n. u.	n. u.	n. u.	**150**	nein	n. u.	
Diesel Kinder-T-Shirt mit Aufdruck »Indianderkopf«	Amtraks	33,00	weiß	n. u.	nein	n. u.	n. u.	n. u.	n. u.	nein	nein	**ja**	
Esprit Kinder-T-Shirt mit mehrfarbigem Aufdruck »Esprit«	Esprit	35,90	dunkelblau	**0,30**	nein	n. u.	n. u.	n. u.	n. u.	nein	nein	n. u.	
Esprit Kinder-T-Shirt mit mehrfarbigem Aufdruck »Esprit«	Esprit	35,90	rot	n. u.	**ja**	**ja**	110	7	nein	nein	3	n. u.	
Esprit Kinder-T-Shirt mit mehrfarbigem Aufdruck »Esprit«	Esprit	35,90	weiß	n. u.	nein	n. u.	n. u.	n. u.	n. u.	nein	nein	**ja**	
H & M Kinder-T-Shirt	Hennes & Mauritz	6,90	königsblau	**4,11**	**ja**	n. u.	n. u.	n. u.	n. u.	nein	nein	n. u.	
H & M Kinder-T-Shirt	Hennes & Mauritz	6,90	weiß	n. u.	**ja**	n. u.	n. u.	n. u.	n. u.	nein	nein	**ja**	
H & M Kinder-T-Shirt	Hennes & Mauritz	6,90	rot	n. u.	**ja**	nein	nein	nein	nein	nein	**18**	n. u.	
Match Kinder-T-Shirt mit Stickerei »Match«	Sanetta	25,90	weiß	n. u.	nein	n. u.	n. u.	n. u.	n. u.	nein	nein	**ja**	
Match Kinder-T-Shirt mit Stickerei »Match«	Sanetta	25,90	dunkelblau	**0,35**	**ja**	n. u.	n. u.	n. u.	n. u.	nein	1	n. u.	
Match Kinder-T-Shirt mit Stickerei »Match«	Sanetta	25,90	rot-pink	n.u.	nein	nein	nein	nein	nein	nein	nein	n. u.	
Oilily »Brigitte-Modell« Kinder-T-Shirt, Kokkel	Terriuolo	18,90	grasgrün	**4,07**	**ja**	n. u.	n. u.	n. u.	n. u.	nein	**35**	n. u.	
Oilily »Brigitte-Modell« Kinder-T-Shirt, Kokkel	Terriuolo	18,90	sonnengelb	n. u.	**ja**	n. u.	n. u.	n. u.	n. u.	nein	nein	nein	1)
Oilily »Brigitte-Modell« Kinder-T-Shirt, Kokkel	Terriuolo	18,90	rot	n. u.	**ja**	nein	35	nein	nein	nein	nein	n. u.	
Trigema T-Shirt mit Motiv Goofy	Trigema	25,.00	weiß	n. u.	**ja**	n. u.	n. u.	n. u.	n. u.	**3**	nein	**ja**	
Trigema T-Shirt mit Motiv Mickey Mouse	Trigema	25,00	dunkelgrün	**0,25**	**ja**	n. u.	n. u.	n. u.	n. u.	nein	5	n. u.	
Trigema T-Shirt mit Motiv Mickey Mouse und Pluto	Trigema	25,00	rot	n. u.	**ja**	nein	39	nein	nein	nein	nein	n. u.	

Fettgedruckt führt zur Abwertung.
n.u. = nicht untersucht.
Anmerkungen: 1) Kein weißes T-Shirt erhältlich. Daher keine Bewertung zu optischen Aufhellern möglich.
Legende: Mehr als 20 mg/kg Formaldehyd nach Japanese Law 112, optische Aufheller, halogenorganische Verbindungen über 0,5 mg/kg, mehr als 1 mg/kg Nickel (Gesamtaufschluß), 5 mg/kg Kupfer (Gesamtaufschluß) führen zur Abwertung um jeweils eine Stufe. Dioxine und Furane führen immer dann zur Abwertung, wenn die Belastungsmuster zeigen, daß PCP oder dioxinverseuchte Farben eingesetzt wurden. Diese Textilien sind grundsätzlich nicht empfehlenswert.

(Quelle: Ökotest-Magazin 10/1994, Arnold, M., Test Kinderkleidung: Zu bunt getrieben)

Erläuterung der Testkriterien:

Halogenorganische Substanzen: der Nachweis dieser Substanzen ist ein Hinweis auf eine Chlorbleiche.

zu 3.2

Populäre Baumwolle macht uns krank

Die Enquetekommission für Umweltschutz fordert einen nationalen Umweltplan / Hersteller von dioxinbelasteten Textilien sollen haften / Generelle Recycling-Garantie für PVC ■ **Von Susanne Krispin**

Berlin (taz) – Die allseits so beliebten T-Shirts aus Baumwolle sind alles andere als gesund und umweltverträglich. Wie das Institut für ökologische Chemie der Uni Bayreuth herausfand, sind die Hemden zum Teil mit 350 Nanogram Dioxin belastet. Geprüft wurden 35 vor allem aus Asien importierte Fertigtextilien. Bei jedem dritten Kleidungsstück wurde das Sevesogift nachgewiesen. Künftig soll der Vertrieb von belasteten Textilien stärker geahndet werden, fordert die Enquetekommision „Schutz des Menschen und der Umwelt" in ihrem am Dienstag vorgelegten Bericht.

Wie Thomas Lehnius, Textilexperte des BUND, sagt, mache Dioxin in dieser Größenordnung möglicherweise den wesentlichen Grundwert für die gesamte Dioxinbelastung des Körpers aus. In den untersuchten T-Shirts wurden Stoffe verarbeitet, die in Deutschland längst verboten sind. So setzen viele Hersteller noch immer Pentachlorphenol (PCP) gegen Insektenfraß und Pilzbefall bei der Lagerung ein. Oft läßt sich nur schwer verfolgen, welche Stoffe in der Vorproduktion der Fasern benutzt werden. Vor allem die Farben Rot und Blau wiesen besonders hohe Dioxinkonzentrationen auf.

Künftig jedoch sollen die Vertreiber von solchen Importtextilien, die mit in Deutschland nicht erlaubten Mitteln behandelt wurden, für Schäden wie Allergien haften, so die Forderung der Kommision. Die Umwelthaftung ist ein Teil des von der Kommission geforderten nationalen Umweltplanes. Wie der Kommissionsvorsitzende Ernst Schwanhold (SPD), sagte, gehören dazu außerdem steuerliche Anreize und handelbare Zertifikate bei globalen Emissionen wie Kohlendioxyd.

(Quelle: taz, 7.9.1994)

zu 3.2 Textilbezeichnungen und Pflegekennzeichnung für hochveredelte Baumwolle

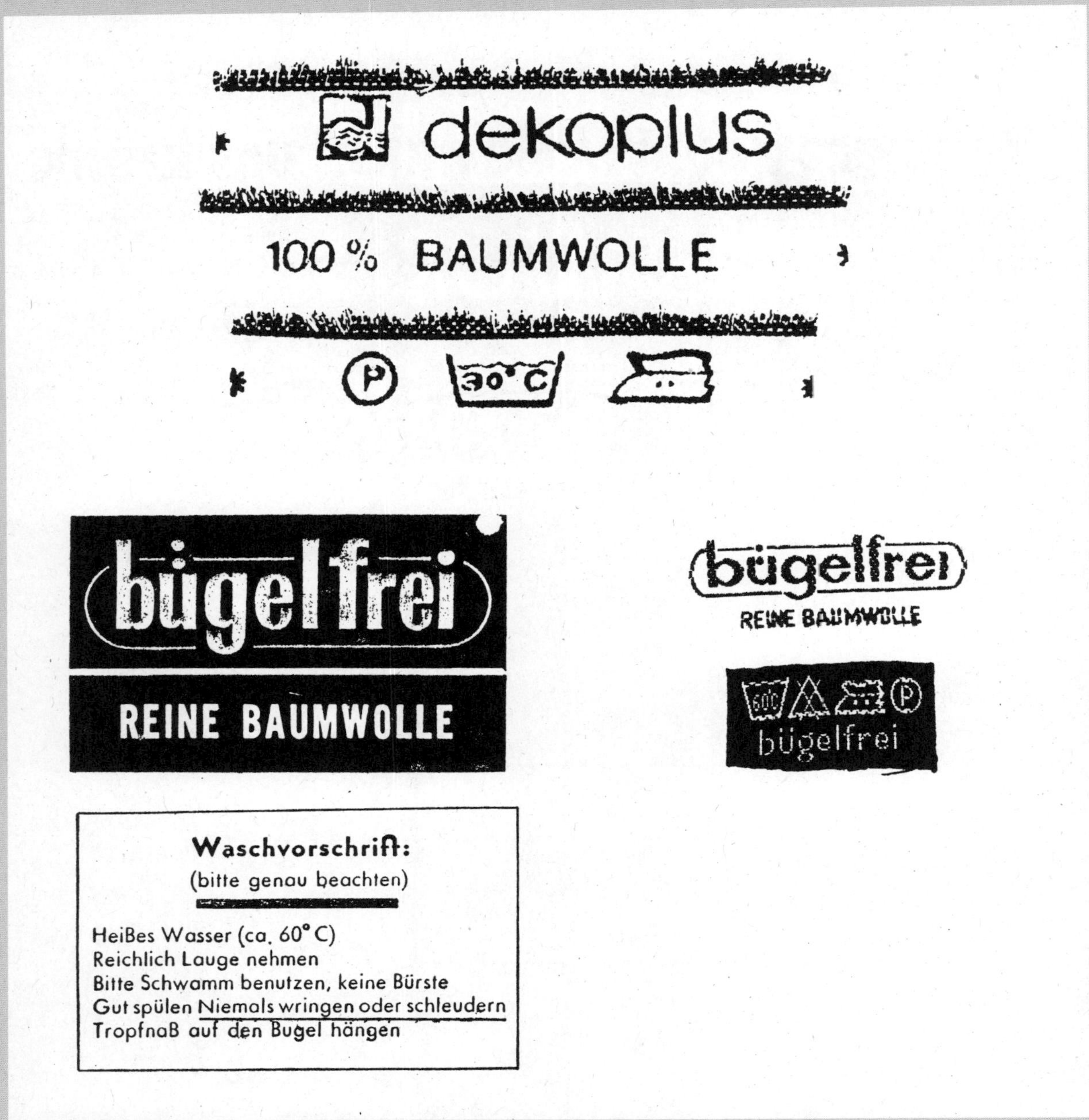
dekoplus
100 % BAUMWOLLE
30°C
bügel frei
REINE BAUMWOLLE
bügelfrei
REINE BAUMWOLLE
60°C
bügelfrei
Waschvorschrift:
(bitte genau beachten)
Heißes Wasser (ca. 60° C)
Reichlich Lauge nehmen
Bitte Schwamm benutzen, keine Bürste
Gut spülen Niemals wringen oder schleudern
Tropfnaß auf den Bügel hängen

zu 3.2 Warenzeichen für verschiedene Ausrüstungen

Sanforisieren

·SANFOR·
TRADEMARK
einlaufkontrolliert
100% Baumwolle
95°
A

·SANFOR®·

·SANFOR plus·
®

Hygienische Ausrüstung

Sanitized®

Flammhemmende Ausrüstung

FLAMMENFEST
DURCH
® AFLAMMAN
ECHTAUSRÜSTUNG
WASCH- UND REINIGUNGSBESTÄNDIG

zu 3.3 Krebsgefahr aus Textilien und Schuhen!

Schwerpunkt Textilien

eingelieferte Proben: 50
Beanstandungen: 9

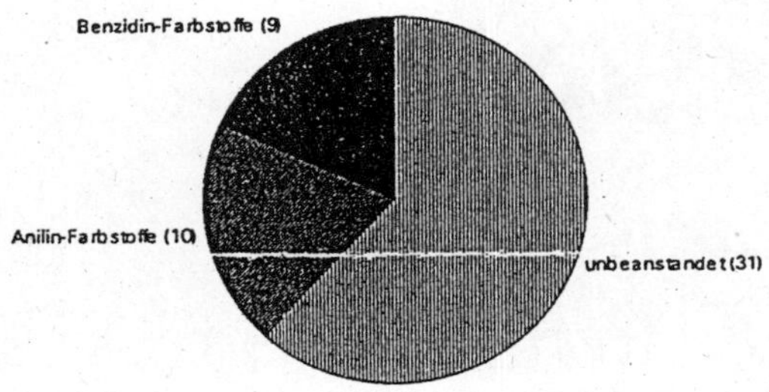

Schwerpunkt Schuhe

eingelieferte Proben: 9
Beanstandungen: 7

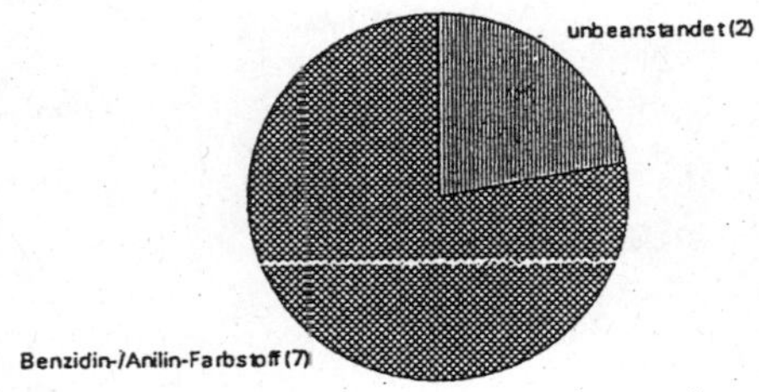

(Quelle: Chemisches Untersuchungsamt der Stadt Bielefeld, Jahresbericht 1993)

zu 3.3 Textilfarbe mit Kennzeichnung nach Gefahrstoff-Verordnung

simplicol®

TEXTIL-ECHTFARBE

MIT FIXIERER

Inhalt: 25 g Echtfarbpulver
200 g Fixierer

Der Farbton des ungelösten Farbpulvers kann vom Farbton des Etiketts abweichen.
Dies ist ohne Bedeutung für das Färbeergebnis.

Von Kindern fernhalten

Xi Reizend

Xn Mindergiftig

Fixierer reizt die Augen. Staub nicht einatmen.
Bei Berührung mit den Augen gründlich mit Wasser ausspülen und Arzt konsultieren.
Darf nicht in die Hände von Kindern gelangen.
Enthält: Natriumcarbonat.

Farbstoff: Sensibilisierung durch Einatmen möglich.
Geeignete Schutzhandschuhe tragen.
Enthält Azofarbstoff mit Dichlortriazinylgruppe.
Trocken aufbewahren

DER GRÜNE PUNKT

FALTSCHACHTEL 80% AUS ALTPAPIER

BRAUNS-HEITMANN GmbH&CoKG
Postfach 1163 / D 34401 Warburg
Tel.(05641) 950 Made in Germany

Farben am falschen Textil

Liebe Kundin, lieber Kunde,

das Material dieses Kleidungsstückes ist in klassischer Weise pigmentgefärbt.

Färbetechnik und verwendete Farbstoffe bieten die Gewähr dafür, daß beim Waschen der begehrte "Washed-out"-Effekt eintritt.

Das Kleidungsstück gibt deswegen auch beim Tragen Farbstoffe ab und wird heller.

Ihre Qualitätssicherung

Beilage-Nr. 0266 *QS/01.89*

hämmerle Creation

JEANS Information

Bei dem für diese farbigen Jeans verwendeten, hochwertigen Stoff handelt es sich um eine Neuentwicklung.

Die besondere Farbintensität verringert sich mit dem Waschen, wie bei jeder normalen Jeans. Jedoch sollte berücksichtigt werden, daß die farbigen Jeans beim Waschen von innen nach außen gewendet werden, um eine stärkere Streifigkeit durch Abrieb zu vermeiden.

(Quelle: Fernsehwoche Nr. 10/1994)

Verbrauchertips

- Neue Textilien grundsätzlich vor dem ersten Tragen mindestens einmal waschen, damit überschüssige Chemikalien entfernt werden.

- Einen Hautarzt aufsuchen, wenn Sie durch das Tragen neuer Kleidung an einigen Körperpartien einen Juckreiz oder Ausschlag (Rötungen) beobachten. Den Hautarzt darauf hinweisen, daß Ihr Fall dem Bundesgesundheitsamt gemeldet wird, damit die Behörden davon Kenntnis erhalten und bei häufig auftretenden Fällen gesetzgeberische Maßnahmen erarbeiten können.

- Bei Verdacht auf das Vorhandensein gesundheitsschädlicher Substanzen in Textilien bei den Ordnungs- bzw. Lebensmittelüberwachungsbehörden reklamieren.

- Socken und Strümpfe, die mit dem Hinweis »fußpilz-hemmend« oder »Bioguard« ausgezeichnet sind, meiden. Es besteht die Gefahr, daß diese mit allergenen Substanzen ausgerüstet wurden.

- Auf grellbunt gefärbte Kleidung verzichten: Intensive Farben sind meistens umweltbelastend. Zudem sieht man sich schnell satt.

- Keine Textilien kaufen mit dem Hinweis »separat waschen« oder »Farbe blutet aus«: Die Farben können beim Tragen durch die Haut in den Körper gelangen. Sonderwäschen sind durch den erhöhten Einsatz von Wasser und Waschmittel nicht umweltverträglich. Die Farbabwässer belasten die Kläranlagen.

- Nur Textilien kaufen, die mit der Waschmaschine zu pflegen sind.

- Vom Selberfärben von Textilien ist abzuraten, da die Produkte allergene Farbstoffe enthalten können, die Farben häufig nicht dauerhaft auf den Fasern haften und der Färbeprozeß umweltschädlich ist.

4. Öko- und Biomoden als Garanten für gesunde Kleidung?

4. Öko- und Biomoden als Garanten für gesunde Kleidung?

4.1 Was heißt hier »Öko« oder »Bio«?

In den letzten Jahren sind immer mehr Untersuchungen veröffentlicht worden, die aufzeigen, daß Textilien zum Teil gesundheits- und umweltschädliche Stoffe enthalten. Die Bekleidungshersteller und -händler haben darauf mit einer Flut an Öko-Labels reagiert, die in der Regel dazu beitragen, die Verwirrung bei den Verbrauchern zu steigern.

Die seit über 20 Jahren vorgeschriebene Rohstoffgehaltsangabe erscheint nicht mehr ausreichend – ob sie es jemals war, sei dahingestellt. Auch bekannte Markenzeichen wie die Baumwollkapsel mit der Zusage »Naturfaser Baumwolle« oder das Leinenzeichen, die bislang gute Faserqualität garantierten, selbst Gütezeichen wie das Schurwollsiegel oder »COOL WOOL« genügen den Verbrauchern nicht mehr, seit sich herumgesprochen hat, daß zur Textilherstellung nicht nur die Fasern sondern auch reichlich Chemikalien Verwendung finden.

Der Eindruck unverfälschter Natur wird heute gewinnbringend mit Vorsilben wie »Öko-« und »Bio-« verkauft. Da diese Begriffe nicht gesetzlich definiert sind, kann zur Zeit jeder Hersteller selbst entscheiden aus wieviel »Natur« seine Ware zu bestehen hat. Die bei verpackten Lebensmitteln und bei Kosmetika seit langem praktizierte Regel, alle Inhaltsstoffe zu kennzeichnen, ist den Textilherstellern unbekannt. Zum Teil sehr aufwendige und »blumig« beschriebene Verzichtserklärungen zu einzelnen Substanzen, z.B. »Garantiert ohne Formaldehyd«, sollen eine Markttransparenz suggerieren.

Zudem sind die Anbieter dazu übergegangen, die Kriterien für umwelt- und gesundheitsverträgliche Produkte in drei Teilbereiche zu gliedern: Produktionsökologie, Humanökologie und Entsorgungsökologie. Bei Anhörungen beteuern die Anbieter immer wieder, daß es »dem Durchschnittsverbraucher« in erster Linie um Humanökologie geht, d.h. was der Träger oder Benutzer in gesundheitlicher Hinsicht von seiner 2. Haut erwarten kann, so daß die vorgeschalteten Stufen der Produktion, wie Gewinnung der Baumwolle, ihre Weiterverarbeitung oder eine Chemiefaserökobilanz, nicht berücksichtigt werden brauchen. Gedanken über die Entsorgung oder Wiederverwertung der Textilien seien ebenfalls eher selten. Auch durch das ständige Wiederholen dieser Einschätzung, die nicht auf repräsentative Umfragen gestützt ist, dürfen wir den Blick für die gesamte textile Kette nicht verlieren. Textilien müssen sowohl unter gesundheitlich-ökologischen als auch unter sozialen Gesichtspunkten einwandfrei sein. Wir Europäer dürfen uns nicht länger die Gleichgültigkeit gegenüber der Umweltzerstörung in den Ländern der sogenannten Dritten Welt leisten, wenn wir den ökologischen Kollaps auf unserem Erdball verhindern wollen.

4.2 Öko- und Biolabels unter der Lupe

Eine Marktanalyse der Hamburger Verbraucher-Zentrale aus dem Frühjahr 1994 hat gezeigt, daß immer mehr Öko- und Biokollektionen angeboten werden. Die Werbeaussagen reichen von dem Hinweis »reine Naturfaser«, über »Öko«, »Natur« bis hin zu Zusicherungen wie »ohne Chlorbleiche hergestellt«, »keine krebserregenden Farbstoffe« oder »Bügelfreie Baumwolle«. Ob aber allergieauslösende Farbstoffe eingesetzt wurden, bleibt das Geheimnis der Hersteller und »bügelfreie Natur« gibt es nicht, die Aussage ist eine Irreführung.

Bei Aussagen wie »Bio Cotton, die naturgesunde Baumwolle, schadstoffgeprüft, besonders hautverträglich« können die Textilien mit Chemikalien behandelt worden sein, und nach welchen Kriterien der vermeintlich »biologische« Anbau durchgeführt wird, bleibt unklar. Die Aussage »von Hand gepflückt und weitestgehend naturbelassen« sagt nichts darüber aus, mit welchen Düngemitteln der Boden behandelt wurde und welche Pestizide während des Wachstums ausgebracht wurden. Lediglich die Verwendung von

Entlaubungsmitteln ist unterblieben, dafür aber weiß der Käufer nichts über die Arbeitsbedingungen oder über die Entlohnung der Baumwollpflücker. Der Zusatz »weitestgehend naturbelassen« ist ebenso fraglich. Wenn etwa geworben wird mit: » ›Bio Cotton‹ wird rein mechanisch (nicht chemisch!) geschrumpft und umweltschonend mit ›sanfter Technologie‹ gefärbt«, dann läßt sich einwenden, daß »Sanforisieren«, d.h. krumpfecht ausrüsten schon immer mechanisch-physikalisch funktioniert hat, seit mit dem Cluett- Verfahren im vorigen Jahrhundert Baumwollgewebe einlaufsicher ausgerüstet worden sind. »Sanfte Technologie« wiederum ist nirgends definiert und besagt gar nichts.

Für den umweltbewußten Verbraucher gibt es nur zwei Möglichkeiten eines ökologischen Verhaltens: Die einzelnen Aussagen genau zu überprüfen – oder sich auf einige zuverlässige Etiketten zu verlassen. Zudem haben die Verbraucherverbände einen Anforderungskatalog für »Naturtextilien« erstellt, der als Richtschnur für die Beurteilung der Werbeaussagen dienen kann (siehe Kap. 4.4).

Der »Arbeitskreis Naturtextilien e.V.«, in dem eine Reihe von Naturtextilherstellern zusammengeschlossen sind, haben einen Kriterienkatalog erarbeitet, in dem genau definiert ist, was unter den Begriffen »Naturtextilien«, »Naturfasern«, »Unbehandelte Fasern«, »Garantie der Rückstandsfreiheit« zu verstehen ist. Deklarationspflicht, Qualitätsentwicklung und Vertriebswege sind ebenfalls geregelt. Die Mitglieder verpflichten sich zu einer umweltfreundlichen und gesundheitlich unbedenklichen Textilproduktion, die auf Naturfasern beschränkt ist. Derzeit stammt nur ein geringer Teil der Fasern aus kontrolliert ökologischer Erzeugung. Der Anteil soll aber zukünftig ausgeweitet werden. Ab 1995 sollen die ersten Naturtextilien mit einer Volldeklaration, wie sie von den Verbraucherverbänden gefordert ist, angeboten werden.

Die Bezeichnung »Baumwolle aus kontrolliert biologischem Anbau« darf nur benützt werden, wenn die internationalen Vorschriften des IFOAM (s. Kapitel 2.) eingehalten worden sind, für »biologisch-dynamischen Anbau« gelten Demeter-Richtlinien.

Die Anbieter von »GREEN COTTON«-Baumwolle versprechen weniger verbindlich: »Der Name steht für Baumwoll-Bekleidung, die vom Anbau bis zur Entsorgung höchste Umweltansprüche erfüllt. ... Schon jetzt stammen gut 10 % der Produktion aus kontrolliert biologischem Anbau (kurz kbA), ohne Einsatz von Pestiziden oder Düngemitteln. Die Baumwolle wird von Hand gepflückt – ohne vorherige Entlaubung durch Pflanzengifte. 90 % der gesamten Green Cotton Produktion entsteht aus Baumwolle, die konventionell angebaut, aber nicht entlaubt wird. Auch sie ist handgepflückt. Green Cotton hat den kbA von Baumwolle als erste Firma unterstützt. ...« (*aus: »PANDA, WWF, Ratgeber für umweltbewußtes Einkaufen, Katalog 1993/94*).

Verständlicherweise finden sich die meisten Aussagen zur Gesundheits- und Umweltproblematik in bezug auf Baumwolle, als der häufigsten Faser in der Bekleidung. Inzwischen sollen auch Wollkleider aus Neuseeland kommen, deren Fasern von Schafen stammen, die nach den Richtlinien des biologischen Landbaus gehalten und nicht mit Pestiziden behandelt worden sind.

Die ökologischen Angebote an Naturfaserkleidern nehmen laufend zu, einen vollständigen Überblick über diesen Markt zu gewinnen, ist kaum mehr möglich. Es darf aber nicht übersehen werden, daß diese Angebote nur für eine exklusive Käuferschicht gelten, die sich entweder bewußt umweltfreundlich kleiden will, d.h. weniger Textilien konsumieren und dabei auf entsprechende Qualität achten, oder aber bei der Geld keine Rolle spielt und es schick ist, wenigstens teilweise auf der Ökowelle zu schwimmen. Auch konventionelle Textilhersteller sollten mittelfristig dazu übergehen, die Fasern unter ökologisch-gesundheitlichen Aspekten herzustellen bzw. auszurüsten, denn auch Verbraucher mit einem weniger geschärften Bewußtsein haben ein Anrecht auf einwandfreie Kleidung.

4.3 Ökotextilien auch aus Chemiefasern?

Die Entwicklung im Naturfaserbereich hat auch die Textil- und Bekleidungsindustrie mobilisiert, die Chemiefasern herstellt und verarbeitet und die sich immer vehementer gegen das Image der »Volksvergifter« zur Wehr setzt.

Im Mai 1992 wurden so von der Internationalen Gemeinschaft, vom Forschungsinstitut Hohenstein und dem Österreichischen Textilforschungsinstitut Grenzwerte für bestimmte Schadstoffe vorgeschlagen, deren Einhaltung die Anbieter berechtigt, die Textilien mit der Bezeichnung »Textiles Vertrauen – Schadstoffgeprüft nach Öko-Tex Standard 100« zu kennzeichen.

TEXTILES VERTRAUEN
Schadstoffgeprüft
nach Öko-Tex Standard 100

Die Kriterien beziehen sich ausschließlich auf die Humanökologie und gelten für alle Fasermaterialien. Sie gelten für alle Textilien, die industriell hergestellt und mit Chemikalien veredelt sind, von denen garantiert wird, daß sie nach dem gegenwärtigen Stand der Wissenschaft keine gesundheitlich negativen Auswirkungen auf den Menschen haben, bzw. deren Konzentrationen unter einem für schädlich erachteten Grenzwert liegen.

Im »Öko-Tex-Standard 100« sind diese ökologisch und gesundheitlich vertretbaren Schadstoffe in Textilien aufgelistet und die jeweiligen Grenzwerte definiert. Die Vergabekriterien reichen vom pH-Wert über Farbechtheiten, den Gehalten an Schwermetallrückständen und Pestiziden bis hin zum Gehalt an freiem und teilweise abspaltbarem Formaldehyd. Krebserregende Farbstoffe und Farbhilfsstoffe dürfen nicht verwendet werden.

Das Label »Textiles Vertrauen, Schadstoffgeprüft nach Öko-Tex-Standard 100« wird von einer Vereinigung von Prüfinstituten vergeben, die in der Bundesrepublik Deutschland, in der Schweiz, in Österreich, Frankreich, Belgien, Schweden, Dänemark und in den Niederlanden vertreten sind.

Parallel zu der Entwicklung des Öko-Tex Standards haben deutsche Textilfirmen und Fachverbände den Verein für verbraucher- und umweltfreundliche Textilien gegründet, um Textilien mit einem eigenem Öko-Label, »M.S.T. – Markenzeichen schadstoffgeprüfte Textilien«, auf den Markt zu bringen. Die Vergabebedingungen ähnelten denen des Öko-Tex Standard. Mitte 1993 sind die ersten Auszeichnungen an Mitgliedsfirmen vergeben worden. Das Öko-Label konnte sich jedoch nicht durchsetzen, so daß sich Ende März 1994 der Verein von M.S.T. dem Öko-Tex Standard angeschlossen hat.

Demnächst wird ein neues Label die Textilien schmücken: Das RAL-Gütezeichen für Textilien, die mit optimiertem und minimiertem Einsatz von Chemikalien hergestellt wurden. Das Gütezeichen geht zurück auf eine Initiative des eco-tex-consortiums, ein Zusammenschluß von weltweit tätigen Textilveredelern, Farbenherstellern und Konfektionären, die Textilien umweltschonend herstellen wollen. Hierbei werden alle an der textilen Kette beteiligten Betriebe erstmalig verpflichtet, die eingesetzten Chemikalien zu dokumentieren, so daß bedenkliche Stoffe erfaßt sind und durch verträglichere Alternativen ersetzt werden können.

Auch auf EU-Ebene ist die Entwicklung eines einheitlichen Umweltzeichens für schadstoffreie, umweltfreundlich hergestellte Textilien, das die textile Kette von der Fasergewinnung über die der Verarbeitungsstufen bis zum Handel umfaßt, in Vorbereitung.

Es ist zu hoffen, daß sich die Textilhersteller und -händler unter der Beteiligung der Verbraucherverbände so schnell wie möglich auf ein einheitliches Label einigen, damit die Überflutung der Textilkunden mit irreführenden Werbeaussagen gestoppt werden kann.

4.4 Kriterienkatalog der Verbraucherverbände für Naturtextilien

- Ausschließliche Verwendung von Naturfasern aus ökologischem Anbau bzw. aus artgerechter Tierhaltung ohne Pestizideinsatz.

- Keine Verwendung von Ausrüstungschemikalien (auch Farbstoffen) und Verzicht auf Fungizide und Insektizide bei Lagerung und Transport der Textilien. Allenfalls ist die Veredelung mit mechanischen Verfahren zulässig.

- Regelmäßige Kontrollen auf Pestizidgehalt und Veredelungschemikalien: Probenziehung und Untersuchung durch anbieterunabhängige Institutionen und Behörden. Offenlegung der Analysenergebnisse.

- Der Kriterienkatalog für die Vergabe eines Öko-Labels muß strengere Maßstäbe setzen, als vom Gesetzgeber verlangt werden.

- Die Qualität der ausgezeichneten Textilien muß sich deutlich vom Durchschnitt des Marktangebotes unterscheiden. Die Kriterien für die Labelvergabe müssen transparent sein (Volldeklaration), d.h. Veröffentlichung einer Positivliste aller eingesetzten »Veredelungschemikalien«.

- Die Kriterien müssen von der Herstellung der Fasern bis zur Entsorgung der Textilien reichen. Die ausschließliche Betrachtung einzelner Produktionsschritte, wie der »Humanökologie« berechtigt nicht zur Vergabe eines Öko-Labels.

Methodische Anregungen und Projektideen

zu 4.1

- *Auswertung von Versandhauskatalogen nach umwelt- und gesundheitsverträglichen Textilien. Die Werbeaussagen diskutieren. Eventuell das Versandhaus anschreiben und bitten, die Werbeaussagen zu erläutern.*

zu 4.2

- *Einkaufsquellen für Naturtextilien ausfindig machen: Welche Textilien, die mit Öko-Labels beworben werden, bieten die Geschäfte am Wohnort an? Die Werbeaussagen und das Prospektmaterial sammeln und beurteilen.*

- *Einen kleinen Einkaufsführer mit Anschriften von Geschäften, die Naturtextilien von seriösen Herstellern anbieten, erarbeiten.*

- *Eine Werbeanzeige und eine Produktinformation entwerfen zu einem Natur-Textil, z.B. einem Baumwoll-T-Shirt aus ökologischem Anbau. Kriterien für das anzupreisende Textil entwerfen und anhand dieser Parameter die Anzeige bzw. die Produktinformation erarbeiten.*

zu 4.3

- *Textilien mit dem Etikett »Öko-Tex Standard 100« auf ihren Rohstoffgehalt hin untersuchen. Handelt es sich um Naturfasern, Chemiefasern oder Fasermischungen?*

Preisvergleich!

zu 4.1 Natur, Bio, Öko, Schadstoffgeprüft... – Irreführung oder nur Verwirrung?

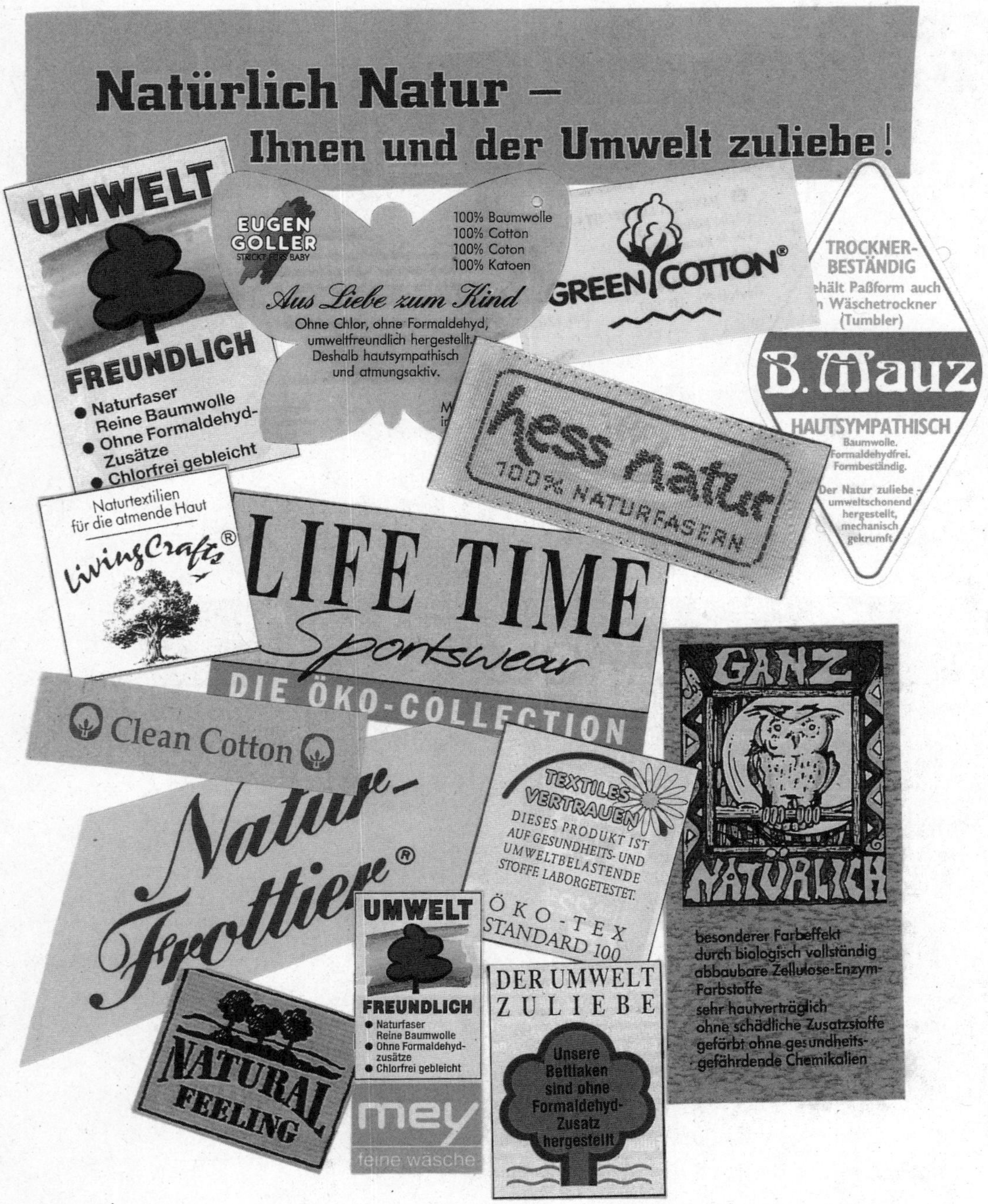
Natürlich Natur –
Ihnen und der Umwelt zuliebe!
UMWELT FREUNDLICH
● Naturfaser Reine Baumwolle
● Ohne Formaldehyd-Zusätze
● Chlorfrei gebleicht
EUGEN GOLLER
100% Baumwolle
100% Cotton
100% Coton
100% Katoen
Aus Liebe zum Kind
Ohne Chlor, ohne Formaldehyd, umweltfreundlich hergestellt. Deshalb hautsympathisch und atmungsaktiv.
GREEN COTTON®
TROCKNER-BESTÄNDIG
Paßform auch
Wäschetrockner
(Tumbler)
B. Mauz
HAUTSYMPATHISCH
Baumwolle. Formaldehydfrei. Formbeständig.
Der Natur zuliebe – umweltschonend hergestellt, mechanisch gekrumpft
hess natur
100% NATURFASERN
Naturtextilien für die atmende Haut
LivingCrafts®
LIFE TIME
Sportswear
DIE ÖKO-COLLECTION
Clean Cotton
Natur-Frottier®
TEXTILES VERTRAUEN
DIESES PRODUKT IST AUF GESUNDHEITS- UND UMWELTBELASTENDE STOFFE LABORGETESTET.
ÖKO-TEX STANDARD 100
GANZ NATÜRLICH
besonderer Farbeffekt durch biologisch vollständig abbaubare Zellulose-Enzym-Farbstoffe
sehr hautverträglich
ohne schädliche Zusatzstoffe
gefärbt ohne gesundheitsgefährdende Chemikalien
UMWELT FREUNDLICH
● Naturfaser Reine Baumwolle
● Ohne Formaldehyd-zusätze
● Chlorfrei gebleicht
NATURAL FEELING
mey
feine wäsche
DER UMWELT ZULIEBE
Unsere Bettlaken sind ohne Formaldehyd-Zusatz hergestellt

zu 4.2 Verschiedene Öko-, Bio-Kennzeichnungen

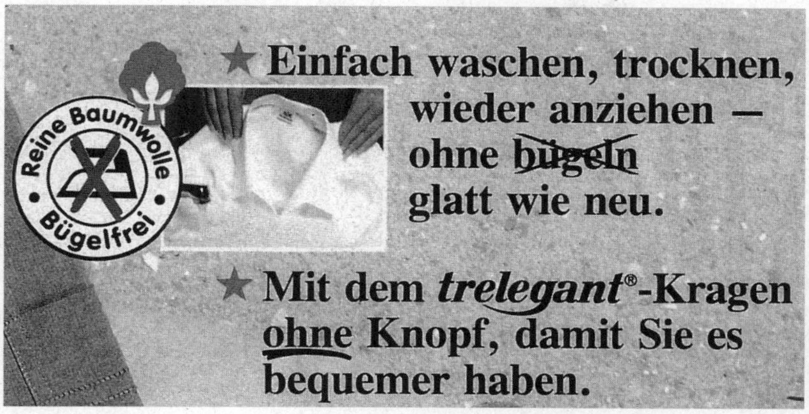
Reine Baumwolle
Bügelfrei
★ Einfach waschen, trocknen, wieder anziehen – ohne bügeln glatt wie neu.
★ Mit dem trelegant®-Kragen ohne Knopf, damit Sie es bequemer haben.

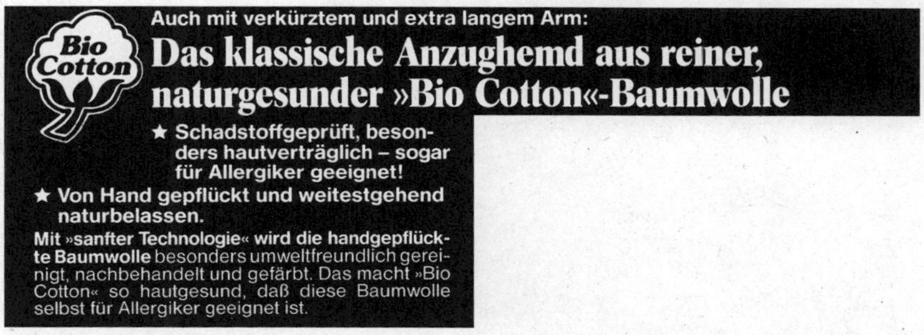
Bio Cotton
Auch mit verkürztem und extra langem Arm:
Das klassische Anzughemd aus reiner, naturgesunder »Bio Cotton«-Baumwolle
★ Schadstoffgeprüft, besonders hautverträglich – sogar für Allergiker geeignet!
★ Von Hand gepflückt und weitestgehend naturbelassen.
Mit »sanfter Technologie« wird die handgepflückte Baumwolle besonders umweltfreundlich gereinigt, nachbehandelt und gefärbt. Das macht »Bio Cotton« so hautgesund, daß diese Baumwolle selbst für Allergiker geeignet ist.

zu 4.2

Green Cotton

ist ein 100 %iges Naturprodukt. Aus handgepflückter Baumwolle werden hochwertige Garne gesponnen, die den völligen Verzicht auf chemische Zusätze erlauben.
Gefärbt wird mit ausschließlich in Westeuropa hergestellten Farbstoffen, die 100 %ig wasserlöslich sind. Die Abwässer werden bis zur Trinkwasserqualität gereinigt.
Eine vorbildliche Konfektion macht die Green-Cotton-Artikel zu einem unübertroffenen Qualitätsprodukt.

- Waschmaschinen- und trocknerfest
- geringer Einlauf
- hautfreundlich
- umweltfreundlich
- auch für Allergiker geeignet.

Die genauen Artikelbeschreibungen finden Sie auf der nächsten Doppelseite.

zu 4.2 Ökolabel für Textilien auf dem Prüfstand I

		Was wird ausgezeichnet?	Wichtigste Anforderungen	Einschätzung
Empfehlenswert				
100 % Demeter-Wolle	Demeter-Bund	Wolle	Biodynamische Zucht, keine Chemie, Verarbeitung nach Richtlinien des Arbeitskreises Naturtextilien.	Anerkennenswert hoher Anspruch.
Eco Cotton	Hennes + Mauritz	Bekleidung	Alle Kleidungsstücke bestehen aus kontrolliert organisch angebauter Baumwolle. Chemische Mittel werden nicht eingesetzt. Kleidungsstücke sind ungefärbt und nur mit Wasser und Seife gewaschen.	Anerkennenswert hoher Anspruch.
Ecollection	Esprit	Bekleidung	Rohstoffe aus organischem Anbau oder aus Recycling, keine Bleiche, kein Formaldehyd, umweltfreundliche Farben.	Anerkennenswert hoher Anspruch.
Eingeschränkt empfehlenswert				
Blueprint	Esprit	Bekleidung	Verwendung nachwachsender Rohstoffe, kein Formaldehyd, umweltfreundliche Farben.	Die Anforderungen für Blueprint liegen zwischen denen der strengen ecollection und den verbreiteten Zeichen wie Öko-Tex Standard 100.
Britta Steilmann It's one world	Steilmann	Bekleidung	Baumwolle teilweise aus kontrolliert biologischem Anbau, ohne Entlaubungsmittel geerntet. Zum Teil wird auf Bleichen verzichtet.	Teile der Produktion genügen hohen Ansprüchen. Bei anderen wurden Kompromisse geschlossen.
Green cotton	Novotex	Bekleidung	Baumwolle wird ohne chemische Entlaubungsmittel geerntet, umweltfreundliches Färbeverfahren, chlorfreie Bleiche.	Nur ein Teil der Baumwolle kommt aus biologischem Anbau, beim Rest können Pestizide verwendet werden. Auf Pestizidrückstände wird nicht ständig kontrolliert.

(Quelle: Ökotest-Magazin 5/1994, Paulus, J., Auszug aus dem Test »Prüfsiegel«. Insgesamt wurden 36 Prüfsiegel unter die Lupe genommen. Angabe ohne Gewähr.)

zu 4.2 Ökolabel für Textilien auf dem Prüfstand II

		Was wird ausgezeichnet?	Wichtigste Anforderungen	Einschätzung
Weniger empfehlenswert				
Future Collection	Otto	Textilien aus Naturfasern	Öko-Tex Standard 100 und zusätzlich Verzicht auf optische Aufheller und Chlorbleiche.	Verbesserter Öko-Tex Standard 100.
Eco-tex	The eco-tex consortium	Bekleidung, Leder, Schuhe	Überprüfung der Herstellung auf allen Stufen, Kontrolle von Schwermetallen, Pestiziden, keine krebserregenden Farben.	Chemiefasern werden nicht problematisiert, Baumwolle kann mit Pestiziden angebaut werden. Immerhin gibt es Bestimmungen zur Überprüfung des Anbaus, die aber nicht sehr detailliert sind.
Mother cotton	Edwin	Jeans	Naturbelassene Baumwolle wird ungefärbt verarbeitet.	Die Baumwolle wird zwar nicht chemisch bearbeitet, doch der Anbau wird nicht kontrolliert.
Nature Calling	Hennes + Mauritz	Bekleidung	Nur natürliche Materialien, Baumwolle »mit geringem Einsatz an Chemikalien« angebaut und ohne Chemieeinsatz geerntet. Kleidung nicht gebleicht und umweltfreundlich gefärbt. Keine Verwendung von Chlor, Nickel, Chrom, PCP, Formaldehyd.	Gute Ansätze, die Kriterien sind jedoch etwas vage und weniger anspruchsvoll wie die von Eco Cotton aus demselben Haus.
Nicht empfehlenswert				
100 % Natur	Kunert	Bekleidung	Öko-Tex Standard 100 muß eingehalten werden.	Reine Schadstoffprüfung des fertigen Produkts. Chemiefasern werden nicht problematisiert. Baumwolle kann mit Pestiziden angebaut werden.
MST Markenzeichen schadstoffgeprüfte Textilien	Verein für verbraucher- und umwelt freundliche Textilien	Bekleidung	Keine krebserregenden Farben, Kontrolle von Schwermetallen und Pestiziden.	Reine Schadstoffprüfung des fertigen Produkts, Chemiefasern werden nicht problematisiert. Baumwolle kann mit Pestiziden angebaut werden.
Öko-Tex Standard 100	Forschungsinstitut Hohenstein	Bekleidung, Stoffe, Zubehör	Keine krebserregenden Farben, Kontrolle von Schwermetallen und Pestiziden.	Reine Schadstoffprüfung des fertigen Produkts. Chemiefasern werden nicht problematisiert, Baumwolle kann mit Pestiziden angebaut werden.

(Quelle: Ökotest-Magazin 5/1994, Paulus, J., Auszug aus dem Test »Prüfsiegel«. Insgesamt wurden 36 Prüfsiegel unter die Lupe genommen. Angabe ohne Gewähr.)

zu 4.2 Naturmode im Test

Haute Nature: Qualität hat ihren Preis

		Preis	AOX	Zink in mg/kg	optische Aufheller	Material der Knöpfe	Glyoxal in mg/kg (DNPH)	Formaldehyd in mg/kg (DNPH)	Formaldehyd (Jap. Law 112)	Kontrolliert biologischer Anbau	Umweltgerechte Produktion	Wiederverwertung von Reststoffen	Anmerkungen
Empfehlenswert													
Alb Natur Baumwollträgerhemd, natur	Alb Natur	17,00	nein	3	nein	keine	nein	12	nein	ja	teilweise	teilweise	
Awakenings Baumwollachselhemd, natur	Britta Steilmann	49,50	nein	3	nein	keine	nein	nein	nein	ja	ja	ja	
Benetton Eco Basic Baumwollshirt, natur mit Aufdruck	Benetton/Jung PR	29,00	nein	3	nein	keine	nein	14	nein	nein	nein	nein	
Cocon Commerz Leinenshirt, natur	Cocon Commerz	91,00	nein	2	nein	keine	nein	nein	nein	ja	teilweise	ja	
Cotton Country Baumwollachselhemd, natur	Cotton Country	19,00	nein	3	nein	keine	nein	17	nein	ja	ja	nein	1)
Cotton House Leinenbluse, natur	Cotton House	139,00	nein	2	nein	Kokos	nein	24	nein	nein	nein	nein	
Ecosport Baumwollachselhemd, natur	Köppel	34,00	nein	11	nein	keine	nein	nein	nein	ja	teilweise	ja	
Esprit Ecollection Leinenhemd, dunkelblau	Esprit	169.00	nein	5	nein	Horn	nein	nein	nein	nein	ja	nein	
Green Cotton Baumwollshirt, anthrazit	ISA Sallmann	49,00	nein	4	nein	keine	nein	nein	nein	nein	nein	nein	
Hess Leinenbluse, naturweiß	Hess Natur	238,00	nein	3	nein	Horn	nein	36	nein	nein	ja	nein	
Koppenborg Leinenhemd, natur	Koppenborg	240,00	nein	1	nein	Perlmutt	nein	nein	nein	nein	ja	nein	
Leinenhemd Pol, blau	Raffauf Naturkleidung	250,00	nein	5	nein	Holz	nein	36	nein	nein	teilweise	ja	
Living Crafts Baumwollringeltop, natur/oliv	Living Crafts	57,50	nein	2	nein	keine	nein	14	nein	teilweise	ja	teilweise	3)
Morgenstern Leinenhemd, natur/weiß	Morgenstern	129,00	nein	4	nein	Perlmutt	nein	12	nein	teilweise	nein	nein	
Natura Baumwollrippenshirt, natur	Sidema	16,00	nein	2	nein	keine	nein	nein	nein	nein	ja	ja	
Nature Calling Baumwolltop, grau-meliert	Hennes & Mauritz	24,90	nein	3	nein	keine	nein	nein	nein	nein	ja	ja	
Spirit of Nature Baumwollhemd, blau	Schiesser	28,00	nein	2	nein	keine	nein	80	nein	nein	ja	ja	
Eingeschränkt empfehlenswert													
Bio Don Baumwollunterhemd, natur	Ammann & Drescher	7.40	**ja**	2	nein	keine	nein	22	nein	nein	teilweise	ja	
Maria Giovanni Hanfhemd, weiß	Hanfhaus	199.00	**ja**	1	nein	Holz	nein	nein	nein	nein	nein	nein	
Waschbär-Leinenhemd, dunkelblau	Waschbär/Hans Strohbach	189.00	nein	3	nein	Perlmutt	nein	183	**ja**	nein	neir	nein	4) 5)
Weniger empfehlenswert													
Life Time Sportswear Leinenhemd, blau	Otto-Versand/T.H.E. Flax & Cotton	77.00	**ja**	2	nein	**Styrol**	nein	nein	nein	nein	ja	ja	1)
Panda Leinenhemd, grün	Panda/T.H.E. Flax & Cotton	99.00	nein	**190**	nein	**Kunststoff**	nein	121	nein	nein	ja	ja	5)
Nicht empfehlenswert													
Aßmuß Leinenhemd, naturbeige	Aßmus Naturtextilien	99.00	**ja**	3	nein	**Kunststoff**	11	514	**ja**	nein	nein	nein	2)
Habermann Leinenhemd, weiß	Textilversand Habermann	178.00	**ja**	3	**ja**	**Styrol**	nein	11	nein	nein	nein	ja	6)

Fettgedruckt führt zur Abwertung

Anmerkungen: 1) Optische Aufheller im Nähgarn oder in sehr geringer Menge im Stoff durch Verwendung eines Waschmittels mit optischen Aufhellern.

2) Laut Hersteller wurde die Produktion des Stoffes eingestellt.

3) Laut Hersteller helle Baumwolle aus kontrolliert biologischem Anbau (kbA), farbig gewachsene Baumwolle nicht; neue Kollektion ausschließlich kbA-Qualität.

4) Laut Hersteller künftig Verwendung von formaldehydfreier Farbfixierung.

5) Laut Versender wurde die Auslieferung des Produkts gestoppt.

6) Laut Weberei wurde der Ausrüster gewechselt, Nachfolgeprodukte ohne Chlorbleiche.

Legende: Mehr als 20 mg/kg Formaldehyd nach Japanese Law 112, optische Aufheller, chlororganische Verbindungen (AOX) über 0,5 mg/kg, Zink über 100 mg/kg, Accessoires aus Kunststoff führen zur Abwertung um jeweils eine Stufe. Umweltgerechte Produktion »ja«: Im Zuge der Herstellung werden vier bis fünf ökologische Kriterien erfüllt (zum Beispiel Wasser- und Energieeinsparung, Luftfilter, geschlossene Kreisläufe, fortschrittliche Kläranlage). »Umweltgerechte Produktion teilweise«: Der Anbieter erfüllt ein bis drei Kriterien. »Rohstoffe aus kontrolliert biologischem Anbau »ja«: Die Rohware des Produkts wird konsequent ökologisch erzeugt und von einem unabhängigem Institut oder Anbauverband zertifiziert.

(Quelle: Ökotest-Magazin 9/1994, Sabersky, A., Test Naturmode)

Erläuterung der Testkriterien:

AOX: Dieses ist ein Parameter dafür, ob die Textilien mit Chlor gebleicht oder ob halogenorganische Farbstoffe verwendet wurden.

Zink: Dieses Schwermetall kann aus Färbe- und Fixiermitteln stammen.

Formaldehyd: Mit der DNPH-Methode wird auch der Formaldehyd nachgewiesen, der in der Faser gebunden ist. Mit der japanischen Law 112-Methode wird nur freier Formaldehyd gemessen.

zu 4.2

FASERINSTITUT / Am Markt dramatische Wende beobachtet

„Mehr Öko-Baumwolle verkauft als geerntet"

HANDELSBLATT, Mittwoch, 2.3.1994

hik BREMEN. Baumwolle aus biologischem Anbau wird trotz der zunehmenden ökologischen Sensibilisierung der Verbraucher auch künftig ein Nischenprodukt bleiben. Schon wegen der spezifischen Boden- und Klimaverhältnisse, die diese Art der Baumwoll-Erzeugung erfordere, könnten die Areale nicht beliebig ausgeweitet werden, betonte Phillip J. Wakelyn vom National Cotton Council, Washington, anläßlich der 22. Baumwolltagung in Bremen.

Derzeit betrage der Anteil sogenannter Öko-Baumwolle an der Gesamternte in den USA nur 0,2 % und weltweit vielleicht 0,1 %. In der Vergangenheit, so Wakelyn, sei offenbar mehr Baumwolle aus ökologischem Anbau verkauft als geerntet worden. Angesichts ganzer Bekleidungs-Kollektionen, die inzwischen unter dem Label „Öko-Baumwolle" angeboten würden, gebe es vermutlich einigen Schwindel, vermutet Dr. Hans Christiph Hobe vom Faserinstitut Bremen. Gestützt werde die Vermutung durch die Erfahrung, wie schwer diese Baumwolle wegen ihres sehr hohen Preises abgesetzt werden könne. So sei es der Bremer Baumwollbörse nicht gelungen, eine entsprechende Offerte unterzubringen, weil der Preis bei einem durchschnittlichen Preisniveau von rund 2,50 DM/kg ca. 9 DM/kg betragen habe.

Wakelyn sieht diese große Differenz als Ausdruck eines „Knappheitspreises". Die im Vergleich zum traditionellen Baumwollanbau höheren Produktionskosten rechtfertigten nicht, daß Öko-Baumwolle zwei- bis dreimal so teuer sei wie herkömmlich erzeugte. Die hohen Preise seien um so fragwürdiger, als die propagierten Vorteile von Öko-Baumwolle kaum nachweisbar seien. Tests u.a. der Baumwollbörse hätten bewiesen, daß der Schadstoffgehalt geernteter Baumwolle generell sehr niedrig liege und lebensmittelrechtlichen Anforderungen genüge. Beide Produktionsverfahren, betonte er, bewegten sich zudem aufeinander zu: Einerseits nutzten traditionelle Erzeuger zunehmend biologische Methoden, andererseits benötige auch ökologischer Baumwollanbau chemische Hilfsmittel wie etwa Seife oder Salz.

Generell konstatiert die Baumwollbörse an den Baumwollmärkten in jüngster Zeit einen „dramatischen Wandel". Nach rund zweieinhalb Jahren massiven Drucks seien aufgrund „fundamentaler Veränderungen" die Preise für Upland-Baumwolle in nur drei Monaten von ca. 2,05 DM/kg auf 3,10 DM/kg gestiegen. Ausschlaggebend hierfür sei u.a. die zunehmende Gewißheit einer Angebotsverknappung und eine damit einhergehende Nachfragesteigerung. Inzwischen sei die Prognose der weltweiten Ernte 1993/94 um 6,2 Mill. Ballen auf 79,2 Mill. Ballen, die des internationalen Verbrauchs aber nur um 2 Mill. Ballen auf 85 Mill. Ballen reduziert worden.

Bei einem für die laufende Saison voraussichtlich um 700 000 Ballen auf 25,5 Mill. Ballen steigenden internationalen Handelsvolumen halte der Prozeß der Verlagerung textiler Produktion in die Baumwollerzeugerländer an. Zugleich bestehe in den Netto-Importländern für Baumwolle der starke Druck insbesondere von Fertigwareneinfuhren „zu zum Teil nicht marktgerechten Bedingungen (Dumping)" fort. Insbesondere die restriktive, teilweise vertragsverletzende und auf Stärkung der eigener Verarbeitungskapazitäten zielende Exportpolitik der wichtigen Erzeugerländer China, Indien, Türkei und Pakistan verursache „große Unsicherheit".

Auch die deutsche Baumwolleinfuhr habe 1993 (Jan. bis Okt.) sei gegenüber der Vergleichszeit 1992 um 28,6 % auf 576 749 Ballen zurückgegangen. Der Wert habe sich sogar um 37,6 % auf 246 Mill. DM verringert. Wichtigster Handelspartner seien mit einem Anteil von 59 % (i.V. 42 %) die zentralasiatischen Republiken gewesen. Die Baumwolle verarbeitende Industrie in Deutschland habe bei unauskömmlichen Garnpreisen, anhaltendem Druck durch Textilimporte sowie hohem Kapazitäts- und Stellenabbau die schwerste Krise der Nachkriegszeit erlebt. Die Baumwollgarn-Produktion sei 1993 trotz eines Zuwachses um 5,3 % in Ostdeutschland um insgesamt 10 % auf 151 324 t geschrumpft. Im Baumwolltextil-Außenhandel habe sich bis Ende Oktober zwar der Einfuhrüberschuß bei Garnen um 25,8 % verringert, bei Fertigwaren jedoch „um bemerkenswerte 12,5 %" erhöht.

(Quelle: Handelsblatt 44/3.3.1994)

zu 4.2 Richtlinien für das Markenzeichen
Arbeitskreis Naturtextil e.V. (AKN)
(- Auszug -)

Rohstoffe

- ausschließlich natürliche Rohstoffe aus zertifiziertem kontrolliert biologischem Anbau/Tierhaltung (IFOAM oder EU-Bio-Kennzeichnungsverordnung)

Rohstoffverarbeitung, Vorbehandlung, Veredelung

- ausschließliche Verwendung von Chemikalien, die frei von Formaldehyd, Glyoxal, Schwermetallen, organischen Halogenverbindungen und Phenolen sind

- nur leicht auswaschbare natürliche bzw. synthetische Avivagen, Spinnschmälzen und Strickmaschinenöle

- Schlichtemittel sind zu 90 % abbaubar oder zu mindestens 80 % recycelbar

- keine Verwendung von Hilfsstoffen, die nach dem Chemikaliengesetz als »gefährlich« eingestuft sind oder »gefährliche« Substanzen bilden können

- Waschmittel sind formaldehyd- und schwermetallfrei

- nur Verarbeitung von ungebleichten Textilien

- nur mechanische oder thermische Ausrüstungsverfahren oder Verfahren mit Naturstoffen oder mit Substanzen natürlichen Ursprungs (diese bedürfen einer gesonderten Prüfung und Genehmigung durch den AKN und müssen auf dem Endprodukt gekennzeichnet werden)

- Färbung mit pflanzlichen, tierischen oder mineralischen Farbstoffen. Für den Textildruck Einsatz natürlicher Druckverdickungsmittel

Endprodukt

- maximaler Pestizidgehalt von 0,05 mg/kg Textil (Summenwert)

- Trotz des Verbotes formaldehydhaltiger Hilfsmittel, Chemikalien und Farbstoffe kann Formaldehydbelastung im Textil durch nicht-gekennzeichnete Konservierungsmittel in Hilfsmitteln kommen. Deshalb: Kontrollen und Grenzwert von unter 20 mg/kg Textil

- Lückenlose Dokumentation über alle eingesetzten Stoffe entsprechend den Verarbeitungsschritten

(Stand: Version 1.0/1994)

Verbrauchertips

- Werbeaussagen für vermeintlich umwelt- und gesundheitsverträgliche Textilien kritisch hinterfragen. Die Begriffe »Bio« oder »Natur« ohne Offenlegung der Produktionskriterien sind nicht aussagekräftig.

- Auch Naturtextilien vor dem ersten Tragen waschen.

- Strahlend weiße Textilien, die als »unbehandelt« gekennzeichnet sind, zur Rechtsberatung der Verbraucher-Zentralen bringen. Hier handelt es sich um irreführende Werbung.

- Materialkennzeichnung beachten. Es kommt vor, daß Anbieter Textilien mit Chemiefaseranteil als »Natur« deklarieren.

5. Die richtige Bekleidung für alle Wind- und Wetterlagen

5. Die richtige Bekleidung für alle Wind- und Wetterlagen

5.1 Über Bekleidungsphysiologie und Tragekomfort

Solange sich ein Mensch in seiner 2. Haut wohlfühlt, stimmen die drei »K« – Körper, Klima, Kleidung in seinem speziellen Fall überein, die bekleidungsphysiologisch definierte »Behaglichkeit« ist gegeben. Wärmehaltigkeit, Luftaustauschvermögen und Feuchtetransport seiner Bekleidung sind richtig gewählt. Glücklicherweise regulieren wir fast »automatisch« diese Zusammenhänge. Das zu erwartende Klima beziehen wir auf unsere körperliche Befindlichkeit und variieren mit unserer Kleidung, meistens nach dem »Zwiebelschalenprinzip«, bis wir uns weder zu warm noch zu kalt fühlen.

Die bekleidungsphysiologischen Eigenschaften der Textilien wiederum hängen ab vom Rohstoff – Wolle ist von Natur aus wärmehaltiger als etwa Baumwolle und Leinen – der Weiterverarbeitung der Fasern zum Garn und zur textilen Fläche und der Ausrüstung. Locker gedrehte Garne wirken nicht nur weicher, sondern sie sind auch luftdurchlässiger und stellen dem Feuchtetransport weniger Hindernisse entgegen als festgedrehte Garne vom gleichen Material. Maschenwaren werden beim Tragen als angenehmer empfunden als Gewebe – nicht umsonst sind sie in Sport- und Freizeitbekleidung unersetzlich. Über Einflüsse von Veredelungsmaßnahmen wurde berichtet.

Neben all den meßbaren Größen wie Luftdurchlässigkeit, Wasseraufnahmevermögen, Wärmehaltigkeit gibt es noch eine sehr individuelle Determinante, den Tragekomfort, der wohl auch psychisch beeinflußt ist. Dazu gehören Erfahrungen, daß sich jemand wohl fühlt, solange er beispielsweise nichts über die Zusammensetzung seiner Kleidung weiß. Werden Rohstoffe genannt, beginnt der Tragekomfort zu schwinden. In einer bestimmten Situation wird die Bekleidung als angemessen und behaglich empfunden, eine vergleichbare Lage unter anderen psychischen Voraussetzungen ändert schlagartig auch das Wohlbefinden.

Der Kaufhaustest

Die Tauglichkeit von Alltagskleidung kann wie folgt getestet werden: Im Winter sollte, mit einem Mantel bekleidet, ein Kaufhaus aufgesucht werden. Wenn man an der frischen Luft nicht gefroren hat und das Kaufhaus nicht panikartig und schweißgebadet verläßt, ist die Kleidung optimal gewählt.
Nur ein einziges falsches Kleidungsstück am Körper, z.B. ein Unterhemd oder ein Pullover, hätte einen zur Flucht getrieben.
Das Maß für den bekleidungsphysiologischen Wert der Kleidung ist die Zeitdauer, die man im Kaufhaus bis zu dem Zeitpunkt verweilen kann, an dem man zu schwitzen anfängt und sich deshalb unwohl fühlt und das Kaufhaus verlassen will.

5.2 Kleidung für Extremsituationen – »Trocken beim Joggen«

Mag das Baumwollhemd im Normalfall angenehm und durchaus zweckmäßig erscheinen, bei starken körperlichen Beanspruchungen, d.h. sobald der Schweiß rinnt, bricht das System zusammen. Die Faser kann zwar bis zu ca. 20 % ihres Gewichts an Feuchtigkeit binden, darüber hinaus quillt das Volumen, das Textil klebt auf der Haut. Zum Trocknen wird dem Körper Wärme entzogen, da die Wassermoleküle, von der Zellulose elektrostatisch festgehalten, viel Energie brauchen, um aus dem Faserinneren zu gelangen. Der sogenannte »post exercise chill«, das Frösteln nach der Anstrengung tritt ein und birgt Erkältungsgefahr.

Für diese Situationen bietet der Markt heute zwei verschiedene Systeme an:

Doppeltextilien

Synthesefasern nehmen normalerweise kaum Feuchtigkeit in die Faser auf, leiten aber sehr schnell Wasser der Faser entlang. Doppeltextilien bestehen in der Regel aus doppelschichtiger Maschenware mit einer Synthesefaserschicht auf der Körperseite und einer Maschenlage aus Baumwolle oder Viskose auf der Textilaußenseite. Der Schweiß wird sofort an die saugende Außenschicht weitergeleitet, die nach dem »Dochtprinzip« die Ableitung verstärkt. Auch die seit langem beliebten – aus ökologischen Gesichtspunkten nicht unumstrittenen – Windelhöschen funktionieren auf dieselbe Weise.

Modifizierte Chemiefasern

Eine Modifikation auf diesem Gebiet ist Tergal, eine schwammartig konstruierte Polyesterfaser, die etwa 40 % ihres Gewichts an Feuchtigkeit aufnehmen kann, ohne sich feucht anzufühlen. Bei Naturfasern wird dies nur noch von Wolle erreicht, wobei man berücksichtigen muß, daß diese normalerweise bei 60 % Luftfeuchtigkeit schon einen Wassergehalt von 18 – 20 % hat und die Wassermoleküle nur allmählich ins Innere eindringen – man geht von einer Angleichzeit von 2 Stunden aus. Im Gegensatz zu Wolle wird Wasser in Tergal nicht elektrostatisch festgehalten, d.h. zum Trocknen wird wesentlich weniger Energie verbraucht.

5.3 Trocken bei Regen

Wie es bisher funktionierte

Einen absoluten Regenschutz gaben in den vergangenen Jahrzehnten nur echtes Gummizeug, die »Kleppermäntel« der älteren Generation oder beschichtete Textilien, bei denen eine Gewebe- oder Maschenwarenunterseite mit Kunststoff überzogen wird, geläufig als »Friesennerze«. Diese wasserdichten Konstruktionen haben den Nachteil, daß auch vom Körper kein Wasserdampf nach außen dringen kann. Kommt der Träger ins Schwitzen, dann ist er bald innen so naß wie außen.

Angenehmer zu tragen, aber nicht wasserdicht, sondern nur »wasserabweisend« sind die imprägnierten Textilien, meist dichtgewebte Baumwollstoffe, die am umweltfreundlichsten mit essigsaurer Tonerde behandelt werden. Versandhäuser und Anbieter mit ökologischen Interessen werben zum Teil auch mit »Natürlichem Wasserschutz« durch eine Imprägnierung mit Bienenwachs, das auch durchaus seinen Zweck erfüllen kann. Nachteil dieser »Ausrüstungen« ist, daß sie nicht waschbeständig sind, d.h. spätestens nach zwei bis drei Waschgängen – meist wenig umweltfreundlich mit Sprays – oder eben mit Bienenwachs erneuert werden müssen.

Neue wasserdichte Materialien

Ab 1978 gelangte eine neue Generation für Wetterschutzbekleidung durch revolutionäre Textiltechnologien zur Serienreife: Mikroporöse Beschichtungsfilme und wasserdichte Membranen. Wasser in Tropfenform, d.h. auch feinste Nebeltröpfchen von außen werden abgewiesen, während Wasser in Dampfform, die Feuchtigkeitsregulierung vom Körper aufgrund des Dampfdruckgefälles, nach außen ungehindert durchdringen kann. Selbstverständlich haben auch diese Systeme ihre Grenzen, bei sehr starkem Schwitzen, wenn Wasser rinnt – und bei tropischen Wetterverhältnissen, hohen Außentemperaturen und hoher Luftfeuchtigkeit.

»helsapor« ist ein Beispiel für eine Konstruktion mit Mikroporen, bekannter sind bei uns die wasserdichten Membranen wie Gore-tex und Sympatex.

Gore-tex besteht chemisch aus Polytetrafluorethen (PTFE), demselben Stoff wie die Teflonbeschichtung für Bratpfannen. Bei der »thermischen Entsorgung« entsteht sehr agressive Flußsäure, die allerdings durch entsprechende Filter entfernt und ausgewaschen werden kann. Bei nicht fachgerechter Verbrennung sollen durch einen Anorak 20 000 m^3 Luft verseucht werden.

Die Firma GORE hat inzwischen ein neues Entsorgungskonzept vorgestellt: Die Kleidungsstücke sollen in Zukunft nur noch sortenrein konstruiert werden. Die wasserdichte Membran hängt als »Z-Liner« zwischen Ober- und Unterstoff aus 100 % Polyester, auch Nähgarn, Reißverschlüsse und sonstige Zutaten sind aus demselben Material (siehe auch Kap. 7.2).

Sympatex gilt als umweltverträglichere Alternative zu Gore-Tex.

Die wasserdichte Membran besteht zu 100 % aus Polyester, die beim Verbrennen zu Kohlendioxid und Wasser oxidiert. Während die Gore-Membran einer 80 m hohen Wassersäule standhält, ist es bei Sympatex nur eine 20 m hohe Wassersäule. Nach den DIN-Normen darf ein Textil allerdings bereits ab einer 2 m hohen Wassersäule als wasserdicht bezeichnet werden.

Auch für Freizeit- und Sportbekleidung aus sortenreinem Polyester steht inzwischen ein Recyclingprojekt zur Verfügung (siehe Kap.7.2).

Wasserabweisend genügt meistens auch ...
Die neueren wasserabweisenden Materialien sind aus Mikrofasern konstruiert. Ausgangsstoffe sind meistens Polyester oder Polyamid, die so fein ausgesponnen werden, daß die kleinste faserige Einheit, die ihrerseits oft schon aus mehreren Fibrillen besteht, weniger als 1 Gramm auf 10.000 Meter wiegt. Die japanische Norm liegt bei 0,8 g pro 10.000 m. Die Mikrofaserfilamente werden dicht verwebt. Dadurch sind die Poren so klein, daß auch hier Wassertropfen abperlen, Wasserdampf dagegen ungehindert durchdringen kann. Dies ist ohne weiteres vorstellbar, wenn man bedenkt, daß auf einem mm^2 etwa 1.000 Fasern liegen.

Diese »W-W-A«-Textilien, d.h. wasserabweisend, winddicht und atmungsaktiv, haben sich im Outdoor-Bereich einen breiten Markt erobert und sind bei Blousons, Hosen, Anoraks verbreitet im Einsatz.

Der feine Griff und seidenartige Fall haben dazu geführt, daß Mikrofasern längst auch bei modischen Textilien eingesetzt werden, häufig in Mischung mit anderen Fasern wie Wolle oder Seide. In diesem Fall spielt natürlich nur das »feeling« eine Rolle und nicht die wasserabweisende Wirkung.

5.4 Für weitere Sonderfälle

Eine der jüngsten Entwicklungen bei Textilien sind die sogenannten »Fleece«-Stoffe, die in der kühleren Jahreszeit außerordentlich beliebt geworden sind als Jacken und Überhemden. Sehr verschiedene Qualitäten umwerben den Kunden, solche die schnell Knötchen bilden – »pills« – und robustere Ausführungen.

Das Material ist Polyester oder Polyamid, fein ersponnen, zu einem dichten Floor gestylt, mit sehr hohem Wärmerückhaltevermögen und ausgezeichnetem Tragekomfort. Sie sind ein weiterer Hinweis, daß heute weniger der Rohstoff als vielmehr dessen Weiterverarbeitung für die Tauglichkeit ausschlaggebend ist.

Besondere Strapazierfähigkeit wie Scheuerfestigkeit bei Sporttextilien wird mit Synthesefasern wie Polyamid oder Polyester erreicht. Sollen die Textilien auch im Gebrauch ihre Form behalten oder hauteng anliegen, dann helfen Zusätze von Elastan, das als einzige Faser als Mischpartner unter 10 % die Textileigenschaften maßgeblich beeinflußt. Schon 3 – 5 % Elastanzusätze bewirken »Stretch Effekte«.

Bei Bademoden ist schnelles Trocknungsvermögen gefragt, Polyamid mit und ohne Stretcheigenschaften erfüllt diese Anforderungen.
Bei Radlerhosen oder dichten, hautengen Leggings aus demselben Material muß allerdings der Einzelne entscheiden, ob ihm dieser Tragekomfort auch beim Schwitzen genügt.

Methodische Anregungen und Projektideen

zu 5.1

- *Sich bewußt machen, wie die eigenen Kleiderhüllen in bestimmten Situationen beschaffen sind. Menschen der näheren Umgebung beobachten und befragen, wie ihre Kleidung zusammengesetzt sein muß, damit sie sich »behaglich« fühlen.*

- *Die Art, sich zu kleiden in ihrer Abhängigkeit von Alter, Gesundheitszustand, Geschlecht, Tätigkeit, etc. und den klimatischen Gegebenheiten erfassen.*

zu 5.2

- *Sich über das Marktangebot an Doppeltextilien in Kaufhäusern, Sportabteilungen, Katalogen, etc. informieren.*
  Was verspricht die Werbung?
  Läßt sich herausfinden, aus welchen Materialien die Textilien bestehen und ob die Synthesefaserschicht der Haut zugewandt ist?

- *Nach Angeboten über »schweißaufsaugende« Textilien wie Tergal Ausschau halten.*
  Was wird versprochen – wie steht's mit dem Preis?
  Welche Pflegemöglichkeiten sind angegeben? Sportler nach den Trageeigenschaften befragen.

zu 5.3

- *Erfahrungen mit wasserdichten/wasserabweisenden Textilien der herkömmlichen Art mit den neueren Marktangeboten vergleichen und hinsichtlich der gesundheitlichen Auswirkungen, ökologischer Belastungen, Preis und Aussehen diskutieren.*

- *Ein Kaufhaus aufsuchen und das Angebot an Wind-Wetter-Bekleidung notieren (Werbeaussagen, Pflege-, Materialkennzeichnung).*
  Wird recycelbare Gore-Tex-Kleidung verkauft und existiert ein Sammelcontainer für abgelegte Gore-Tex-Kleidung? Anhand der Recherchenergebnisse eine Verbraucherinformation zum Thema »W-W-A-Kleidung« erarbeiten.

zu 5.4

- *Aufgrund der eigenen Erfahrungen und Befragungen nach Qualitätskriterien für gute Faserfleece suchen.*

- *Sportbekleidung für verschiedene Sportarten auf ihre Zusammensetzung hin untersuchen.*
  Stimmt die Funktionalität, was müßte besser, anders sein?

zu 5.2 Kleidung für Grenzsituationen: Trocken beim Joggen!

TERGAL®
COMFORTO
RHÔNE-POULENC

zu 5.3 Kleidung für Grenzsituationen: Trocken bei Regen!

Neue wasserdichte Materialien

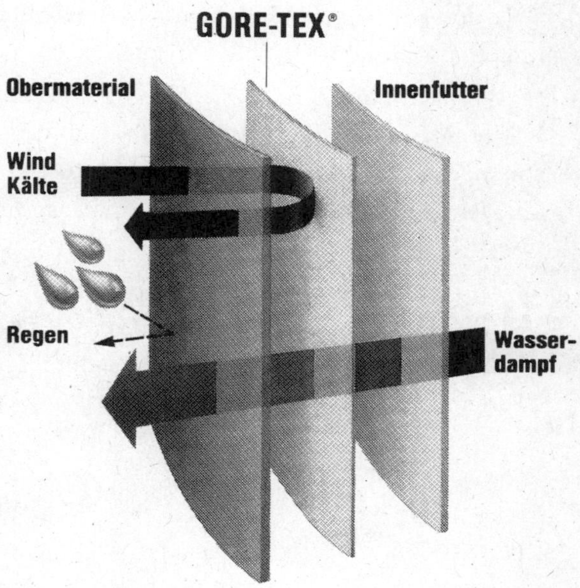

Entrant™
Moisture-Permeable Waterproof Fabric
Outdoor Comfort

SYMPATEX®
Die Klima-Membrane.
The Comfort Membrane.
Het Klimaatmembraan.

helsapor
Wasserdicht Winddicht Wärmend Atmungsaktiv

Wasserabweisend genügt meistens auch

Tactel®

- feinstfibrilliges Polyamid
- angenehm weicher Griff
- wasserabweisend
- winddicht
- wasserdampfdurchlässig
- hohe Flächendeckung
- elegante Optik
- strapazierfähig
- pflegeleicht

MERYL®

VERBRAUCHERTIPS

- Gewachste Baumwollkleidung ist für kürzere Regenspaziergänge gut geeignet. Dafür muß keine High-Tech-Kleidung angeschafft werden. Zur Nachimprägnierung keine Sprays, sondern Bienenwachs verwenden.

- Empfehlenswerte Wind- und Wetterbekleidung bzw. Sportbekleidung, zum Beispiel zum Wandern oder Skifahren, sind Textilien aus sortenreinem Polyester mit Ecolog-Label. Ausgediente Alttextilien werden vom Fachhandel zurückgenommen und von den Herstellern wieder zu neuen Textilien recycelt.

- Für länger andauernde sportliche Betätigung sind Wäsche aus Wolle oder doppelflächige Sportbekleidung empfehlenswert. Der Schweiß wird sofort vom Körper abgeleitet, so daß Unterkühlung und Frösteln vermieden werden.

- Beim Kauf von W-W-A-Kleidung auf sichtbare Beschädigungen achten, z.B. Einstichstellen von Stecknadeln, durch alle Materialschichten genähte Etiketten oder defekte Nahtverschweißungen. Durch geringste Öffnungen kann Wasser eindringen und die teure Schutzkleidung zunichte machen.

- W-W-A-Kleidung möglichst vor Ablauf der Gewährleistungsfrist von 6 Monaten im Regen tragen. Nach dieser Frist ist der Rechtsanspruch verstrichen.

- W-W-A-Kleidung nicht in die Chemisch-Reinigung geben. Das Lösungsmittel PER kann die Poren in der Membran verstopfen.

6. Textilkennzeichnung und Textilüberwachung sind mangelhaft!

6. Textilkennzeichnung und Textilüberwachung sind mangelhaft!

Derzeit existiert lediglich eine Kennzeichnungspflicht für die Rohstoffzusammensetzung der Textilien (Textilkennzeichnungsgesetz). In der Gefahrstoffverordnung ist die Kennzeichnungspflicht für den Formaldehydgehalt ab einer Konzentration von mehr als 1.500 mg/kg Textil verankert.

6.1 Legale Lücken bei der Rohstoffangabe

Am 1. September 1972 ist das Textilkennzeichungsgesetz (TKG) in Kraft getreten. Danach dürfen nur noch Textilien angeboten werden, deren Rohstoffzusammensetzung gekennzeichnet ist. Dadurch sollen die Verbraucher beim Kauf erkennen können, aus welchen Rohstoffen das Textil besteht.

Das Gesetz enthält jedoch einige Lücken, so daß die Verbraucher nicht in jedem Fall vor Irreführung und Täuschung geschützt werden. Schon der Begriff »Wolle« kann mißverstanden werden: Unter den Begriffen »Schurwolle« oder »reine Schurwolle« wird Wolle vom Schaf verstanden. »Reine Wolle« kann hingegen auch Reißwolle, aus Abfällen und Lumpen aufbereitete Wolle sein.

Bei der prozentualen Kennzeichnung der Rohstoffzusammensetzung läßt das Gesetz folgende Lücken zu:

Die Aussage »100 % reine Baumwolle« kann bedeuten, daß das Textil tatsächlich nur aus Baumwolle besteht oder daß rund 70 % aus Baumwolle und der Rest aus anderen Fasern stammt. Besteht ein Textil zu mindestens 85 % aus einem Rohstoff, gibt es drei Möglichkeiten der Kennzeichnung:

90% Viskose
10% Polyester

Viskose
85% Mindestgehalt

90% Viskose

Weitere Beispiele für irreführende Materialkennzeichnung sind in den Materialien 6.1 aufgeführt.

Als gesundheitsgefährdend können sich diese Schlupflöcher im TKG für Allergiker erweisen, die mit bestimmten Rohstoffen möglichst gar nicht in Berührung kommen sollen. Selbst wenn Allergiker nur Textilien auswählen, deren Rohstoffzusammensetzung »100 %« der Faser aufweist oder wie es das TKG ebenfalls zuläßt, auf die Bezeichnung »ganz« oder »rein« (= 100 %) achten, können sie nicht sicher wissen, ob nicht wesentliche Teile des Textils gerade solche Stoffe enthalten, die sie eigentlich meiden sollen. Wer auf bestimmte Metallfasern allergisch reagiert, wird selbst durch eine korrekte Auszeichnung nach dem TKG nicht ausreichend geschützt. Metallfasern werden nämlich bei einem Gewichtsanteil von unter 7 % nicht berücksichtigt. Was sich hinter der Bezeichnung »sonstige Fasern« verbirgt, bleibt ohnehin unklar.

Im Sinne eines vorbeugenden gesundheitlichen Verbraucherschutzes ist es dringend erforderlich, daß das TKG dahingegend novelliert wird, daß zukünftig der prozentuale Anteil aller Rohstoffe in einem Textil angegeben werden muß.

6.2 Viele Geheimnisse bei Ausrüstungschemikalien

Neben der Kennzeichnungspflicht für Formaldehyd in Textilien ab einem Gehalt von mehr als 1.500 mg/kg Textil existiert für alle anderen Ausrüstungsstoffe, die bei der Veredelung von Textilien eingesetzt werden, keine Kennzeichnungspflicht. Die vom Bundesminister für Gesundheit im Jahre 1990/91 vorgesehene Kennzeichnungspflicht für die drei allergenen Azo-Farbstoffe Dispersionsorange 3, Dispersionsrot 1 und Dispersionsgelb 3 wurde auf Grund der massiven Gegenwehr der Textil-Lobby aus dem Entwurf der Bedarfsgegenstände-Verordnung herausgenommen. Lediglich nickelhaltige Zubehörteile, die die Haut berühren, wie

Erzeugnis nickelhaltig

Reißverschlüsse oder Knöpfe, müssen gekennzeichnet werden.

Die Verbraucherverbände fordern eine Volldeklaration für alle auf ein Textil ausgebrachten Chemikalien, d.h. Kennzeichnung aller Textilausrüstungsstoffe in einem Textil (analog der bisher auf freiwilliger Basis von über der Hälfte aller bundesdeutschen Kosmetikfirmen praktizierten Kennzeichnung der Kosmetikinhaltsstoffe oder nach der Kennzeichnungspflicht für Lebensmittelzusatzstoffe). Nur so ist eine Markttransparenz und ein vorbeugender gesundheitlicher Verbraucherschutz gewährleistet. Gegenwärtig ist es ohne aufwendige Analytik nicht möglich, gesundheits- und umweltbedenkliche Stoffe in Textilien zu erkennen.

Präferenz hat eine Kennzeichnung, bei der die Ausrüstungsstoffe in unverschlüsselter Form, d.h. mit ihrer chemischen Bezeichnung gekennzeichnet werden.

Die Volldeklaration hat viele Vorteile:

- Wer auf eine bestimmte Ausrüstungschemikalie allergisch reagiert oder Hautreizungen davon bekommt, weiß zukünftig, welche Textilien er meiden muß. Allergologen und Dermatologen können die Namen der allergenen Substanzen in den Allergie-Paß eintragen. Damit würden die Patienten eine konkrete Einkaufhilfe an die Hand bekommen. Das »blinde« Ausprobieren neuer Textilien und leider größtenteils vergebliche Bemühen, über die Anbieter die verwendeten Ausrüstungschemikalien herauszufinden, wären damit überflüssig.

- Viele Verbraucher wollen keine umweltbelastenden Textilien kaufen. Durch eine Volldeklaration können bereits vor dem Kauf problematische Stoffe von unproblematischen unterschieden werden. Eine Kaufentscheidung, die sich nach den Aspekten Gesundheits- und Umweltschutz richtet, wäre bei Textilien zum ersten Male möglich.

- So mancher irreführende Werbespruch über angebliche »Natur«textilien kann entlarvt werden, wenn die Ausrüstungsstoffe im Etikett des Textils angegeben werden müssen.

Zur Erfassung der Chemikalien, die bei der Faserherstellung und der Textilveredelung eingesetzt werden, müßte das Führen eines Warenbegleitbriefes (oder »Produktpasses«) vom Gesetzgeber vorgeschrieben werden. Der Brief soll dazu dienen, die eingesetzten Chemikalien aller Verarbeitungsstufen zu dokumentieren (ein Beispiel befindet sich im Materialteil). Der Warenbegleitbrief wird zusammen mit der Ware an den nächsten Verarbeitungsbetrieb gegeben; als letzter Schritt müßte dieses Dokument zusammen mit den fertigen Textilien beim Groß- bzw. Einzelhandel landen. Nur so ist gewährleistet, daß der Chemikalieneinsatz nachvollziehbar ist und eine Volldeklaration am Textil vorgenommen werden kann. Der Warenbegleitbrief ist gleichzeitig eine Grundlage für die Erstellung von Ökobilanzen, die in Zukunft auch bei Textilien eine immer größere Rolle spielen werden.

6.3 Pflegekennzeichnung ist freiwillig

Die bisher nur auf freiwilliger Basis durchgeführte Pflegekennzeichnung sollte gesetzlich verankert werden. Falsche oder gänzlich fehlende Pflegekennzeichnung kann von den staatlichen Überwachungsbehörden nicht geahndet werden.

In einer im Frühjahr 1982 veröffentlichten Untersuchung der Stiftung Warentest wurden in 25 von 33 gezielt ausgesuchten Stichproben falsche, meist zu vorsichtige Pflegekennzeichnungen vorgefunden. Die Untersuchungsergebnisse treffen nach den Erfahrungen der Verbraucher-Zentralen auch heute noch zu. Ein Problem ist vor allem das »Underlabelling«, auch als »Angstkennzeichnung« bekannt. Hersteller oder Verarbeiter geben aus Angst, die Haltbarkeit ihrer Produkte bei der Pflege verantworten zu müssen, übervorsichtige Pflegeempfehlungen. Wird zum Beispiel für weiße Baumwollwäsche empfohlen, diese höchstens bei 30° C zu waschen, so ist dies eine typische »Angstauszeichnung«, weil weiße Baumwollwäsche mit Sicherheit höhere Waschtemperaturen verträgt. Problematisch ist vor allem aus ökologischer Sicht die zu häufige Verwendung der Symbole für die chemische Reinigung.

Da trotz der Bemühungen der Arbeitsgemeinschaft Pflegekennkeichnung eine lückenlose und korrekte Pflegekennzeichnung bisher nicht durchgesetzt werden konnte, sollte sie gesetzlich vorgeschrieben werden.

6.4 Unzureichende staatliche Kontrollen

Nach Paragraph 30 des Lebensmittel- und Bedarfsgegenständegesetzes hat der Hersteller dafür Sorge zu tragen, daß als Ausrüstungsmittel für Textilien nur solche Stoffe verwendet werden, die sicherstellen, daß das Erzeugnis nach dem jeweiligen Stand der wissenschaftlichen Erkenntnisse bei bestimmungsgemäßem Gebrauch nicht geeignet ist, die Gesundheit zu schädigen.

Die Aufgabe der Gesundheits- und Sozialministerien ist es, die tatsächliche Einhaltung dieser Sorgfaltspflicht zu kontrollieren. Eine Umfrage der Verbraucher-Zentrale Hamburg vom Januar 1993 bei den obersten Überwachungsministerien der Bundesländer war erschreckend: Eine wirksame Textilüberwachung gibt es in der Bundesrepublik nicht! In 3 Bundesländern werden die Textilien nicht auf gesundheitsschädliche Substanzen untersucht (Saarland, Sachsen-Anhalt, Thüringen), für die Ministerien aus Nordrhein-Westfalen, Berlin und Hessen war der »Verwaltungsaufwand zu groß«, die Untersuchungsergebnisse zusammenzustellen und zu veröffentlichen. In 6 Bundesländern, die geantwortet haben, werden zwischen 13 und 384 Textilien jährlich untersucht.

Der gesundheitliche Verbraucherschutz ist mangels einer staatlichen Überwachung nicht gewährleistet. Das Vorkommen gesundheitsschädlicher Substanzen in Textilien wurde in der Vergangenheit in erster Linie von den Medien bzw. von den Verbraucherverbänden aufgedeckt. Es fehlt an einer routinemäßigen Probenziehung und Untersuchung von Textilien, wie wir sie im Lebensmittelbereich kennen. Die meisten Behörden verlassen sich auf die Sorgfaltspflicht der Hersteller und Importeure.

6.5 Was tun bei Textilreklamationen?

Beim Verdacht, daß von einem Kleidungsstück, dem neuen Teppichbodenbelag, den neuen Vorhängen oder dem neuen Puppenkleid eine Gesundheitsgefahr ausgeht, sollte unbedingt die zuständige Überwachungsbehörde eingeschaltet werden. Nur so kann in den Behörden ein Problembewußtsein für den Textilbereich erzeugt werden. Durch chemische Analysen können Schadstoffe in Textilien ausgemacht und diese vom Markt genommen werden, um auch die Bürgerinnen und Bürger zu schützen, die den vermeintlichen Mangel nicht entdecken würden.

Die Untersuchung von Textilien ist kostenlos. Eine Ausnahme sind Textilien, die im Ausland gekauft wurden, zum Beispiel bei einer Urlaubsreise. Diese werden nicht oder nur gegen Erstattung von Gebühren untersucht.

Bei der Behörde sollte reklamiert werden, wenn

- der Verdacht besteht, daß ein Bekleidungsstück (z.B. Leggings) Substanzen enthält, die beim Kontakt mit der Haut zu allergischen Reaktionen oder Hautreizungen führen.

- die gesetzlich vorgeschriebene Materialkennzeichnung fehlt oder der Verdacht besteht, daß diese falsch ist.

- die Augen beim Bügeln eines neuen Kleidungsstückes tränen.

Anlaufstellen für Textilreklamationen I

Bundesland	Oberste Fachbehörde für Fragen zu «Gesundheit und Textilien»	Oberste Fachbehörde für Fragen zu «Textilien und Kennzeichnung»	Untersuchungsämter für Textilien	Annahmestellen für Beschwerdeproben
Baden-Württemberg	Ministerium f. Umwelt Kernerplatz 9 70182 Stuttgart Tel.: 0711/126-0	Ministerium für Wirtschaft, Mittelstand und Technologie Theodor-Heuss-Str. 4 70174 Stuttgart Tel.: 0711/2020-1	Wirtschafts-kontrolldienst	Wirtschaftskontroll-dienst/Ortspolizei-behörde
Bayern	Staatsministerium des Innern Odeonsplatz 3 80539 München Tel.: 080/2192-1	Staatsministerium für Wirtschaft und Verkehr Prinzregentenstr. 28 80538 München	Kreisverwaltungs-behörden, Landratsämter der kreisfreien Städte	Kreisverwaltungs-behörden, Landratsämter der kreisfreien Städte
Berlin	Der Senator für Gesundheit An der Urania 12 10787 Berlin Tel.: 030/867-1 Dienststelle: Sächsische Str. 28–30 10707 Berlin	Der Senator für Wirtschaft und Verkehr Martin-Luther-Str. 105 10779 Berlin Tel.: 030/783-1	Veterinär- und Lebensmittel-aufsichtsämter	Veterinär- und Lebensmittel-aufsichtsämter
Brandenburg	Ministerium für Ernährung, Landwirtschaft und Forsten Heinrich-Mann-Allee 107 14473 Potsdam Tel.: 0331/8013060	Ministerium für Wirtschaft, Mittelstand und Technologie Heinrich-Mann-Allee 107 14473 Potsdam Tel.: 0331/8013060	Staatliches Veterinär- u. Lebensmittelunter-suchungsamt Pappelallee 2 14469 Potsdam	Lebensmittelüber-wachungsämter
Bremen	Der Senator für Gesundheit, Jugend u. Soziales Große Weidestr. 4–16 28195 Bremen Tel.: 0421/361-1	Der Senator für Wirtschaft, Mittelstand und Technologie Zweite Schlachtpforte 3 28195 Bremen Tel.: 0421/397-1	Stadt- und Polizei-amt, Ortspolizeibe-hörde Bremerhaven	Stadt- und Polizei-amt, Ortspolizeibe-hörde Bremerhaven
Hamburg	Behörde für Arbeit, Gesundheit und Soziales Amt für Gesundheits- und Veterinärwesen Tesdorpfstr. 8 20148 Hamburg Tel.: 040/44195-1	Wirtschaftsbehörde Alter Steinweg 4 20459 Hamburg Tel.: 040/3681-0	Wirtschafts- und Ord-nungsdienststellen der Bezirks- und Ortsämter	Wirtschafts- und Ordnungsdienststel-len der Bezirks- und Ortsämter
Hessen	Ministerium für Jugend, Familie und Gesundheit Dostojewskistr. 4 65187 Wiesbaden Tel.: 0611/8171	Ministerium f. Wirtschaft, Verkehr u. Technologie Kaiser-Friedrich-Ring 75 65185 Wiesbaden Tel.: 0611/815-0	Staatliche Veterinär-ämter bei den Land-räten oder Oberbür-germeistern	Staatliche Veterinär-ämter bei den Land-räten oder Oberbür-germeistern
Mecklenburg-Vorpommern	Der Landwirtschafts-minister Paulshöher Weg 1 19061 Schwerin Tel.: 0385/8860	Ministerium für Wirtschaft Johannes-Stelling-Str. 14 19053 Schwerin Tel.: 0385/5151	Landesveterinär- u. Lebensmittelunter-suchungsamt 2500 Rostock	Lebensmittelunter-suchungsämter, Gesundheitsämter
Niedersachsen	Der Niedersächsische Minister für Ernährung, Landwirtschaft und Forsten Calenberger Str. 2 30169 Hannover Tel.: 0511/120-1	Ministerium für Wirtschaft, Technologie und Verkehr Friedrichswall 1 30159 Hannover Tel.: 0511/1201	Staatliches Bedarfsge-genstände-Untersu-chungsamt Am Alten Eisenwerk 2A 21339 Lüneburg Tel.: 04131/151001	Ordnungsämter

Anlaufstellen für Textilreklamationen II

Bundesland	Oberste Fachbehörde für Fragen zu «Gesundheit und Textilien»	Oberste Fachbehörde für Fragen zu «Textilien und Kennzeichnung»	Untersuchungsämter für Textilien	Annahmestellen für Beschwerdeproben
Nordrhein-Westfalen	Ministerium für Umwelt, Raumordnung und Landwirtschaft Schwannstr. 3 40476 Düsseldorf Tel.: 0211/4566-0	Ministerium für Wirtschaft, Mittelstand und Technologie Haroldstr. 4 40213 Düsseldorf Tel.: 0211/83702	Chem. Lebensmittel- und Untersuchungsämter in 26 Städten (genaue Anschriften örtl. Telefonbuch)	Ordnungsbehörden
Rheinland-Pfalz	Ministerium für Umwelt Kaiser-Friedrich-Str. 7 55116 Mainz Tel.: 06131/160	Ministerium für Umwelt und Gesundheit Kaiser-Friedrich-Str. 7 55116 Mainz Tel.: 06131/160	Kreis- und Stadtverwaltungen	Kreis- und Stadtverwaltungen, Gesundheitsämter
Saarland	Ministerium für Frauen, Arbeit, Gesundheit und Soziales Franz-Josef-Röder-Str. 23 66119 Saarbrücken Tel.: 0681/501-1	Ministerium für Wirtschaft Hardenbergstr. 8 66119 Saarbrücken Tel.: 0681/501-1	Vollzugspolizei, Polizeibehörden	Gewerbe- und Lebensmittelkontrolldienst
Sachsen	Staatsministerium für Soziales, Gesundheit und Familie Albertstr. 10 01097 Dresden Tel.: 0351/5990-0	Staatsministerium für Wirtschaft und Arbeit Budapester Str. 5 01069 Dresden Tel.: 0351/5990-0	Landesuntersuchungsanstalten für das Gesundheits- u. Veterinärwesen in: – 09112 Chemnitz Hohe Str. 27/29 Tel.: 0371/34651 – 01217 Dresden Reichenbachstr. 71/73 Tel.: 0351/4718752 – 04103 Leipzig Goldschmidtstr. 21 Tel.: 0341/293678	Lebensmittelüberwachungs- u. Veterinärämter
Sachsen-Anhalt	Ministerium für Ernährung, Landwirtschaft und Forsten Olvenstedter Str. 4–5 39108 Magdeburg Tel.: 0391/567-01	Ministerium für Wirtschaft, Technologie und Verkehr Wilhelm-Höpfner-Ring 4 39116 Magdeburg Tel.: 0391/6613600	Landeshygieneinstitut Halle Burgstr. 40/41 06114 Halle	Veterinär- und Lebensmittelüberwachungsämter
Schleswig-Holstein	Ministerium für Natur, Umwelt und Landesentwicklung Grenzstr. 1–5 24149 Kiel Tel.: 0431/219-0	Ministerium für Wirtschaft, Technik und Verkehr Düsternbrooker Weg 94 24105 Kiel Tel.: 0431/596-1	Lebensmittel- und Veterinäruntersuchungsamt des Landes Schleswig-Holstein Max-Eyth-Str. 5 24537 Neumünster Tel.: 04321/56090	Kreisordnungsbehörden/Ordnungsämter
Thüringen	Ministerium für Soziales und Gesundheit Werner-Seelenbinder-Str. 14 99096 Erfurt Tel.: 0361/669005	Ministerium für Wirtschaft und Verkehr Johann-Sebastian-Bach-Str. 1 99096 Erfurt Tel.: 0361/663-0	Medizinal-, Lebensmittel- u. Veterinäruntersuchungsamt Thüringen 99084 Erfurt Kleine Arche Tel.: 0361/646102	Veterinär- und Lebensmittelüberwachungsämter

(Quelle: Rosenkranz, B., Castelló, E.: Textilien im Umwelttest, 1993, S.151-155)

Methodische Anregungen und Projektideen

zu 6.1

- *Die Textilien im Kleiderschrank nach der Material- und Pflegekennzeichnung durchsehen.*

- *Kontrollgang durch die Bekleidungsabteilung eines Kaufhauses und zum Beispiel bei den angebotenen Sweatshirts die Material- und Pflegekennzeichnung überprüfen.*

  Fehlende Kennzeichnungen beim Abteilungsleiter und der zuständigen Überwachungsbehörde im Ort reklamieren.

zu 6.2

- *Marktangebote auf Informationen über weitere Zusatzstoffe hin überprüfen.*

  In Geschäften nach Textilien mit einer vollständigen Deklaration fragen.

zu 6.3

- *Pflegekennzeichen überprüfen, wie sinnvoll die Empfehlungen sind oder ob es sich um »underlabelling« handelt.*

  Bei Empfehlungen wie »Chemisch Reinigen« fragen, ob der Gang zu einer Reinigung tatsächlich notwendig ist.

  Informationsmaterial der Verbraucher-Zentralen mit heranziehen.

zu 6.1 Rohstoffkennzeichnung: Lücken sind die Regel!

Die Anteile der textilen Rohstoffe sind in einem Prozentsatz des Nettogewichts der Textilie anzugeben. Darüber, wie das Nettogewicht zu bestimmen ist, enthält das TKG minutiöse Vorschriften. Vom Gesamtgewicht der Textilie werden das Gewicht der nichttextilen Teile, Webkanten, Etiketten und Abzeichen, Bordüren und Besatz, mit Textilien überzogener Knöpfe und Schnallen, Schmuckbesatz, nichtelastischer Bänder, örtlich begrenzt eingearbeiteter elastischer Fäden und Bänder abgezogen, außerdem Fettstoffe, Bindemittel, Beschwerungen, Appreturen, Imprägniermittel und sonstige Mittel textiler Ausrüstung sowie Färbe- und Druckhilfsmittel. Metallfasern, die der Verzierung dienen oder wegen ihrer antistatischen Wirkung verwendet werden, können bei der Ermittlung des Gewichts ebenfalls außer acht bleiben, sofern ihr Gewichtsanteil unter 7 Prozent liegt.

Die Textilfasern sind in absteigender Reihenfolge je nach ihrem Gewichtsanteil vom Gesamtgewicht anzugeben (wie bei der Kennzeichnung der Inhaltsstoffe bei Lebensmitteln). Besteht ein Kleidungsstück aus 70 Prozent Baumwolle und 30 Prozent Polyester, so muß auf der Kennzeichnung zuerst die Baumwolle mit dem jeweiligen Prozentsatz erscheinen und sodann der Polyesteranteil genannt werden, nicht aber umgekehrt.

richtig	falsch
70% Baumwolle 30% Polyester	30% Polyester 70% Baumwolle

(Auszüge aus dem Textilkennzeichnungsgesetz,
(Quelle: Rosenkranz, B., Castelló, E.: Textilien im Umwelttest, 1993, S.200-201)

zu 6.2 Kennzeichnung aller Textilveredelungschemikalien

Gängige Praxis

Baumwolle – 85% Mindestgehalt

Unsere Forderung

90% Baumwolle
10% Viskose
Harnstoff-Formaldehydharz
Farbstoffe: Reactive Blue 1, Reactive Red 11
Weichmacher: Fettsäureamid
60
Vor dem ersten Tragen waschen!

Beispiel:
Volldeklaration bei Kosmetikprodukten

Luchtige, niet vette dagcrème met natuurlijke kamille, die de verschillende huidtypen van de gemengde huid normaliseert. De talgproductie van de vette delen van de huid wordt gunstig beïnvloed, het vochtgehalte van de droge delen wordt verbeterd. Natuurlijke kamille brengt de huid in evenwicht, werkt kalmerend en beschermt tegen schadelijke invloeden van buitenaf. De huid wordt genormaliseerd en ziet er fris en schoon uit. Jade Kruiden-Balsem kamille-dagcrème trekt snel in de huid en is een ideale make-upbasis.
Op tolerantie door de huid DERMATOLOGISCH GETEST.

Inhaltsstoffe (Contents): Purified Water · Decyl Oleate · Propylene Glycol · Glycerin · Isopropyl Palmitate · PEG-100 Stearate · Glyceryl Stearate · Stearic Acid · Stearyl Alcohol · Chamomille Extract · Acrylamide/Sodium Acrylate Copolymer · Phenoxyethanol · Cyclomethicone · Potassium Salt Of Sorbic Acid · Allantoin · Methyl Paraben · EDTA · Propyl Paraben · Dimethicone Copolyol · BHT · Sodium Hydroxide

Made in Germany 50 ml ℮

zu 6.3 Grundsätze der internationalen Vereinigung für die Pflegekennzeichnung von Textilien

Die Pflegesymbole

- geben Auskunft über die maximal zulässige Behandlungsart,
- sind stets lückenlos in der vorgeschriebenen Reihenfolge zu verwenden,
- müssen leicht verständlich, problemlos anwendbar, sprachenunabhängig und klar sein
- dürfen zu keinen Fehlinterpretationen durch den Verbraucher Anlaß geben.

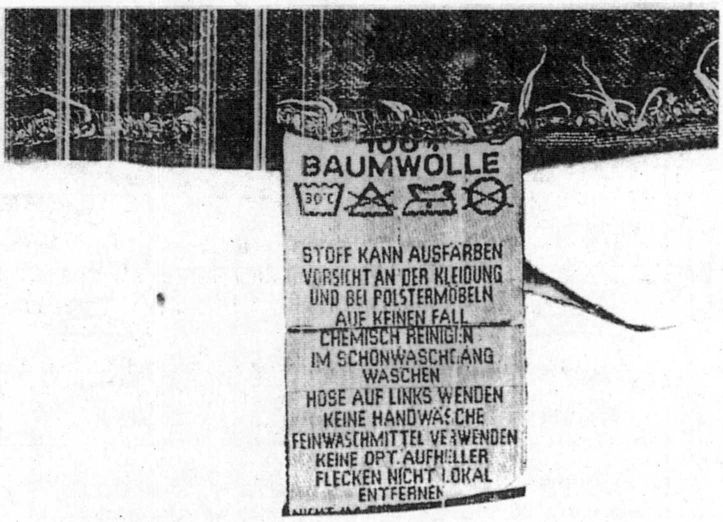
BAUMWOLLE
30°C
STOFF KANN AUSFÄRBEN
VORSICHT AN DER KLEIDUNG
UND BEI POLSTERMÖBELN
AUF KEINEN FALL
CHEMISCH REINIGEN
IM SCHONWASCHGANG
WASCHEN
HOSE AUF LINKS WENDEN
KEINE HANDWÄSCHE
FEINWASCHMITTEL VERWENDEN
KEINE OPT. AUFHELLER
FLECKEN NICHT LOKAL
ENTFERNEN

Etikettenschwindel bei Textilien

Gravierende Lücken im Textilkennzeichnungsgesetz ermöglichen immer noch den Einsatz schädlicher Chemikalien bei der Fertigung von Textilien und vor allem eine falsche Deklaration. Mit falschen Prozentangaben bei teuren Fasern können Preise und Gewinne gesteigert und beispielsweise einfache Wollmäntel als Kaschmir-Mäntel verkauft werden. Verstöße gegen die Kennzeichnungspflicht werden zwar mit einem Bußgeld bestraft, wenn sie zur Anzeige kommen, doch gibt es keine gesetzlich vorgesehenen Kontrollen. Sobald ein begründeter Anfangsverdacht besteht, kann aber gegen den Hersteller vorgegangen werden. Die Verbraucherverbände raten, sich vom Händler im Zweifelsfall die Angaben zu den Materialien als „zugesicherte Eigenschaft“ bestätigen zu lassen. Sollten sich die Angaben später als falsch erweisen, kann man den Kauf rückgängig machen.

(Quelle: natürlich Nr.2/1994)

zu 6.3

ARBEITSGEMEINSCHAFT PFLEGEKENNZEICHEN FÜR TEXTILIEN IN DER BUNDESREPUBLIK DEUTSCHLAND
Frankfurter Straße 10-14 · 65760 Eschborn · Telefon (06196) 966-0 · Telefax (06196) 42170

Symbole für die Pflegebehandlung von Textilien

Stand 1993

WASCHEN (Waschbottich)

95	95	60	60	40	40	40	30		
Normalwaschgang	Schonwaschgang	Normalwaschgang	Schonwaschgang	Normalwaschgang	Schonwaschgang	Spezial-Schonwaschgang	Schonwaschgang	Handwäsche	nicht waschen

Die **Zahlen** im Waschbottich entsprechen den **maximalen Waschtemperaturen,** die nicht überschritten werden dürfen. – Der **Balken** unterhalb des Waschbottichs verlangt nach einer (mechanisch) **milderen Behandlung** (zum Beispiel Schongang). Er kennzeichnet Waschzyklen, die sich zum Beispiel für pflegeleichte und mechanisch empfindliche Artikel eignen.

CHLOREN (Dreieck)

Cl	
Chlorbleiche möglich	Chlorbleiche nicht möglich

BÜGELN (Bügeleisen)

heiß bügeln	mäßig heiß bügeln	nicht heiß bügeln	nicht bügeln

Die Punkte kennzeichnen die Temperaturbereiche der Reglerbügeleisen.

CHEMISCH-REINIGUNG (Reinigungstrommel)

A	P	P	F	F	
					keine Chemischreinigung möglich

Die **Buchstaben** sind für den Chemischreiniger bestimmt. Sie geben einen Hinweis auf die in Frage kommenden **Lösemittel.**
Der **Balken** unterhalb des Kreises verlangt bei der Reinigung nach einer **Beschränkung** der mechanischen Beanspruchung, der Feuchtigkeitszugabe und der Temperatur.

TUMBLER-TROCKNUNG (Trockentrommel)

Trocknen mit normaler thermischer Belastung	Trocknen mit reduzierter thermischer Belastung	Trocknen im Tumbler nicht möglich

Die Punkte kennzeichnen die Trocknungsstufe der Tumbler (Wäschetrockner)

zu 6.3

TEXTILREINIGER-INNUNG
HAMBURG

K U N D E N I N F O R M A T I O N

Eine wichtige Kundeninformation!

Wir halten es für unsere Pflicht, unsere Kundschaft schon jetzt darauf hinzuweisen, daß ab

1. Januar 1993

Fluorchlorkohlenwasserstoff (FCKW) als Lösemittel für die Textilpflegebetriebe gesetzlich verboten ist. Richten Sie daher beim Kauf neuer Textilien Ihr ganz besonderes Augenmerk auf die Pflegekennzeichnung.
Nur mit Ⓕ als Pflegesymbol gekennzeichnete Textilien lassen sich dann nur noch auf Kundenrisiko reinigen.
Besonders gefährdet sind Pigmentdrucke und Applikationen aus Leder, Fell und/oder Pailletten. Gefahrlos gereinigt werden können Textilien mit dem Pflegesymbol Ⓟ. Für die Pflege noch vorhandener Textilien mit dem Pflegezeichen Ⓕ wird Ihnen Ihr Textilreiniger mit seinem Fachwissen sicherlich weiterhelfen.

[redacted] GmbH
Textilpflege
[redacted] 2000 Hamburg [redacted]
Tel. 040 / [redacted]

VERBRAUCHERTIPS

- Textilien ohne Material- und/oder Pflegekennzeichnung zurückweisen.
- Bei falscher oder fehlender Materialkennzeichnung die Verbraucher-Zentrale und die Überwachungsbehörde informieren.
- Kleidungsstücke meiden, die aus völlig verschiedenen Materialien bestehen (Leder-Strick, Pelz-Baumwolle). Im Extremfall ist die Pflege unmöglich.
- Beim Kauf von Meterware Material- und Pflegekennzeichnung auf dem Kassenbon vermerken lassen.

7. Zur Entsorgung von ausrangierten Textilien

7. Zur Entsorgung von ausrangierten Textilien

7.1 Wohin wandern unsere abgelegten Kleider?

In der BRD werden jährlich pro Kopf ca. 24 kg textile Rohstoffe verbraucht, etwas mehr als die Hälfte davon in Form von Bekleidungstextilien. Diese Menge wird irgendwann wieder weggegeben, unsere Kleiderschränke werden mehr oder weniger schnell, je nach Modeverhalten, umgeschichtet.

Ein Teil der Kleidung wird an Bekannte und Verwandte weitergereicht. Ein Teil kommt in gezielte Sammlungen privater Initiativen und wird verteilt in Katastrophengebieten auf dem Balkan, in den osteuropäischen Ländern oder bei Südtiroler Bergbauern. Ein Teil landet aber auch im Hausmüll, immerhin wird der Textilanteil mit bis zu 8 % des Gesamtmüllaufkommens angegeben.

Schätzungsweise fallen jedes Jahr etwa 800.000 t Altkleider bei uns an, 250.000 – 300.000 t davon werden von den Kleidersammlungen erfaßt, die entweder von karitativen Organisationen wie DRK, Malteser, Johanniter etc. oder von kommerziellen Sammlern durchgeführt werden.

Nach Recherchen des Instituts für Ökonomie und Ökumene – Südwind sammelte allein das DRK 1992 95.000 t Kleider. 10 % davon wurden als Unrat eingestuft, weitere 10 % der besten Kleider wurden an Bedürftige in den eigenen Kleiderkammern im Inland abgegeben. Der Rest des Sammelguts wurde en bloc an »vertraglich verbundene Firmen« verkauft, die ihrerseits durchaus kommerzielle Händler beliefern mit eigenen gewinnbringenden Praktiken.

Der Umsatz aus dem Verkauf von Altkleidern machte beim DRK 1989/90 immerhin 20 Millionen DM aus und soll sich inzwischen auf 30 Millionen belaufen.

Die Händler wiederum verkaufen häufig an Sortierbetriebe, die je nach Adressatengruppe abnehmerspezifisch die Kleider gruppieren. Sehr gute Ware landet heute vielfach in Second-Hand-Läden im Inland, leichtere Kleidung zweiter und dritter Wahl wird nach Afrika oder in sonstige Dritte-Welt-Länder exportiert, die entsprechende warme Kleidung ist für Osteuropa und Asien vorgesehen. Zerrissene und verschmutzte Textilien kommen in die Recycling-Industrie, der letzte Rest füllt die Deponie oder wird »thermisch entsorgt«.

Eine Tonne Altkleider wird für den Händler mit 550-700 DM veranschlagt, wobei der Preis je nach Sammelgebiet erheblich schwankt. Für sortierte neuwertige Secondhand-Shop-Ware werden Preise von 6.000-10.000 DM genannt, Exportware immerhin noch mit 2.500 DM pro Tonne veranschlagt. Allein daraus läßt sich ersehen, welche Gewinnspannen im Sammelgeschäft stecken.

Besonders kritisch sind die Exporte unserer Altkleider in Drittweltländer, die nicht zu unserem westlichen Kulturkreis gehören. Die Kleidermärkte in den Oasen und in den Basaren Afrikas und Asiens quellen über von unseren Sammelergebnissen, die trotz der Handelsspannen dort noch sehr viel billiger sind als die angestammte Tracht. Selbst in den abgelegensten Gebieten der Erde sind inzwischen europäische Kleider zu finden.

Ethnologischen Berichten zufolge hat sich in jüngster Zeit fast überall ein beschleunigter Wandel vollzogen. Folgen dieser Kultur- (oder Unkultur-)erscheinung sind nicht nur das äußerliche Verschwinden der einheimischen Kleidergewohnheiten, sondern zwangsläufig geht damit ein Identitätsverlust einher. Eine weitere Folge ist, daß die alte Handwerkskunst zum Erliegen kommt. Weber, Färber, Drucker etc. sind selten geworden, da sie ihr Auskommen nicht mehr finden. Wenn sie noch vorhanden sind, arbeiten sie für den Tourismus oder für Exportartikel, wobei die traditionelle Qualität nicht mehr gefragt ist.

7.2 Recycling oder Downcycling?

Experten in der Textilbranche sind sich einig, daß langfristig nach einem effektiven Recyclingkonzept gesucht werden muß. Die Märkte der Dritten Welt können nicht unbegrenzt unsere Textilien aufnehmen. Dazu kommt, daß diese dort restlos aufgetragen werden, d.h. daß unser modischer Nachschub nur zum kleinen Teil gebraucht wird.

Ökonomisch und ökologisch betrachtet bedeutet jede Kleidersammlung eine Verschwendung wertvoller Ressourcen, auf der anderen Seite gibt es noch kein Rezept für eine sinnvolle anderweitige Verwendung. Deponieraum ist bekanntlich sehr begrenzt und die Müllverbrennung heftig umstritten.

Für die Wiederverwertung fabrikneuer Abfälle existieren eine Reihe überzeugender Verfahren. Synthesereste können wieder aufgeschmolzen werden. Aus Geweben und Maschenwaren bekannter Rohstoffe können beispielsweise lose gedrehte, von einem Synthesefaden umzwirnte Garne hergestellt werden, die sich für hochmodische Pullover oder attraktive Dekotextilien eignen. Den Farbmischern kommt dabei die besonders heikle Aufgabe zu, aus den verschieden farbigen Partien die richtige Nuance zu kombinieren. Wenn allerdings diese Textilien nicht mehr gebraucht werden, steht die Weiterverwertung erneut an.

Ein weiterer Teil der Abfälle aus bekannten Rohstoffen kann zu technischen Textilien verarbeitet werden. So entstehen etwa saugfähige Vliesstoffe, die als Agrartextilien zur Regulierung von Bodenfeuchte eingesetzt werden und bei schwierigen Rekultivierungen, bei der Bepflanzung und Begrünung von Halden in exponierter Lage Verwendung finden. Auch für die Autoinnenausstattung, für Dämmstoffe und Polstermaterialien werden vielfach Textilabfälle recycelt. Insgesamt sind jedoch diese Möglichkeiten mengenmäßig begrenzt.

Für getragene, verschmutzte Alttextilien, die zudem aus den vielfältigsten Fasermischungen bestehen, verschiedene Veredelungsverfahren durchlaufen haben und unzählige Varianten an Zutaten aufweisen, angefangen von den Nähmaterialien über Bügelvlieselinen, Einlagestoffen, Knöpfen, Reißverschlüssen bis zu Tressen und modischen Ausputzartikeln gibt es derzeit kein überzeugendes Wiederverwertungskonzept. Textilreste aus Synthetik-/Naturfasergemischen lassen sich selbst für die Putzlappenherstellung nicht verwenden.

Wenn ein Teil der unbrauchbaren Textilien zu Lumpen zerrissen und schließlich als Putzlappen irgendwo vollends zerschlissen werden, handelt es sich letztlich um »downcycling« und nicht um »recycling«, da die Qualität deutlich abgenommen hat. Streng genommen handelt es sich bei den meisten Wiederverwertungsmöglichkeiten um eine Wertminderung.

Die Forderung vieler Umweltschützer, nur noch kompostierbare Kleidung aus Naturmaterialien herzustellen, ist heute ein illusorisches Unternehmen. Wie bereits ausgeführt, gibt es die reinen Naturfasern fast nicht mehr. Sie sind meist irgendwie veredelt oder doch mit synthetischen Nähmaterialien und Zutaten ausgestattet, so daß eine Verrottung nicht mehr gewährleistet ist.

Programme, wie sie von manchen Bekleidungsherstellern sehr werbewirksam vorgestellt werden, die Kleidung nur aus natürlichen, unbehandelten Ausgangsmaterialien fertigen – einschließlich der Holzknöpfe – sind im einzelnen durchaus interessant, können aber nicht als generelle Lösung des Problems angesehen werden.

In der derzeitigen Situation ist die Entsorgungsökologie der Alttextilien noch am weitesten von einer akzeptablen Lösung entfernt und umweltfreundliches Verhalten heißt zwangsläufig auch eine Reduktion der Menge der Alttextilien.

Es ist höchste Zeit, daß die Textilbranche sortenreine Textilien produziert und Forschungsgelder in Recyclingkonzepte investiert. Erste Ansätze sind die Recyclingprojekte »Balance Project« von Gore-tex und das »Ecolog Network«. Pressemeldungen über die Umweltschädlichkeit der Gore-tex Wetterkleidung haben den Hersteller dazu bewogen, diese recyclingfähig zu machen. Die Wetterjacken enthalten ein Etikett mit dem Hinweis, daß alte Jacken vom Hersteller zurückgenommen werden, um diese sortenrein zu zerlegen und zu recyceln. Die Rohstoffe werden so aufbereitet, daß daraus wieder neue Kleidung hergestellt werden kann. Obwohl dieser Ansatz zu begrüßen ist, darf doch die Frage gestellt werden, ob es nicht sinnvoller wäre, von vornherein umweltverträglichere Kleidungsstücke zu erwerben.

1994 haben der Bekleidungsspezialist VauDe und der Chemiefaserhersteller Akzo das Ecolog Recycling Network gegründet. Ziel dieser Initiative ist es, sortenreine Polyesterbekleidung aus dem Freizeit- und Sportbereich zu recyceln. Aus den Alttextilien sollen wieder neue Textilien und Accessoires hergestellt werden. Die Verbraucher können ausgediente Textilien, in die das Ecolog-Etikett eingenäht ist, wieder beim Fachhandel zurückgeben. Zukünftig werden auch die Goretex-Textilien des Balance Projectes vom Fachhandel über das gleiche Rücknahmesystem einem Recycling zugeführt.

Seit Mitte 1994 gibt es bereits 500 Händler in der Bundesrepublik, die Ecolog-Bekleidung anbieten. Das Recycling ist nach einem 3-stufigen Konzept aufgebaut: In der ersten Phase, in der nur wenige Textilien zurückgegeben werden, weil die Lebensdauer der Bekleidung noch nicht beendet ist, wird Granulat für die Kurzwarenindustrie hergestellt. Daraus werden Knöpfe, Reißverschlüsse oder Kordelstopper. Fallen bereits größere Mengen Alttextilien an, so sollen daraus Isolationsmatten und Vliese (z.B. als Trägermaterial für die Wetterschutzmembrane Sympatex) hergestellt werden. Wenn nach mehreren Jahren ausreichende Mengen an Alttextilien zur Verfügung stehen, ist geplant, daraus wieder Garne zur Herstellung neuer textiler Flächen zu produzieren. Es ist zu wünschen, daß dieses Projekt vom Fachhandel und von den Verbrauchern angenommen wird, um die riesigen Mengen an Alttextilien aus dem Bereich der Freizeit- und Sportbekleidung zu verringern und die wertvollen Rohstoffe wieder zu nutzen.

Methodische Anregungen und Projektideen

zu 7.1

- *Aufschlüsseln, wohin die eigene abgelegte Kleidung wandert.*

  Wieviel wird jährlich ausrangiert?

  Handelt es sich dabei um kaum getragene Textilien, die nur »optisch veraltet« sind, um sehr auffallende Designs oder sind die Textilien tatsächlich zu klein, abgetragen...?

- *Sich nach Kleiderannahmestellen erkundigen, die Textilien direkt an bedürftige Mitmenschen weitergeben. Nachfragen, woher die Kleidung kommt, ob kommerzielle Gewinne damit verbunden sind, nach welchen Kriterien die Kleidung ausgewählt wird.*

- *In Zeitungen, Zeitschriften und anderen Medien nach Berichten über Kleidertransporte in Drittweltländern suchen und die Auswirkungen diskutieren.*

zu 7.2

- *Überlegungen anstellen, wie der eigene Kleiderkonsum reduziert werden könnte – was müßte geschehen, damit wieder mehr Kleidungsstücke zu »Lieblingskleidern« werden, von denen man sich nicht gerne trennt?*

- *Nachzählen wieviel Kleidungsstücke vorhanden sind und wieviele davon tatsächlich gebraucht werden.*

- *Altkleider einer sinnvollen Wiederverwertung zuführen, d.h. sich erkundigen was bei den einzelnen Annahmestellen mit dem Sammelgut passiert.*

- *Diskutieren, was sich im Bewußtsein verändern müßte, um längerfristig zu einem ökologisch verantwortbaren Kleiderkonsum zu finden.*

zu 7.1 Secondhand, das Geschäft mit alten Kleidern

Wie Stromriese RWE und ein Armenier den Markt abzocken

Von DANIELA STÜRMLINGER

Hamburg – Nerses Nono Ohanian, Armenier mit deutschem Paß, verdient sein Geld mit Dingen, die andere wegwerfen. Der Bad Oldesloer ist der größte Spieler im millionenschweren Geschäft mit Altkleidern in Deutschland. Ein Markt, in dem, seit der Stromriese RWE eingestiegen ist, mittelständische Betriebe einen gnadenlosen Verdrängungskampf fürchten.

300 000 Tonnen Lumpen werden jedes Jahr vom Roten Kreuz, der Caritas, den Kommunen oder gewerblichen Betrieben gesammelt. Danach werden die Klamotten für 40 bis 65 Pfennig pro Kilo an Sortierbetriebe verkauft, ein Teil davon landet später in Secondhand-Läden, nachdem er gereinigt wurde.

Das Geschäft mit gebrauchter Kleidung boomt. „Allein in Hamburg gibt es etwa 60 Secondhand-Läden", sagt Ulf Kalkmann, Geschäftsführer vom Landesverband des Hamburger Einzelhandels, zum Abendblatt. „Vor zehn Jahren konnte man die Geschäfte noch an einer Hand abzählen." Ein Teil der Läden arbeitet strikt auf Kommissionsbasis, verkauft also gebrauchte, gut erhaltene Kleidung – oft Designer-Klamotten – die von Privatleuten angeboten wird. Doch ein Großteil der Betriebe kauft zusätzlich von den Sortieranlagen Altkleider zum Kilopreis auf.

„Wir verlangen von Wiederverkäufern pro Kilo je nach Qualität 2,50 bis 6,50 Mark", sagt Hartmut Rintsch, Chef des Hamburger Textil-Recycling-Betriebs K. & A. Wenkhaus GmbH. Rintsch sortiert in jedem Jahr um die 5000 Tonnen Altkleider aus deutschen Sammlungen. Etwa die Hälfte der hier gesammelten Textilien geht in die industrielle Verwertung als Putzlappen, Dämmstoffe und ähnliches, zehn Prozent wandern auf den Müll und etwa 40 Prozent sind tragfähig. Davon geht ein Großteil ungereinigt in den Export in Dritte-Welt-Länder. Nur zwei bis drei Prozent sind für deutsche Secondhand-Läden geeignet.

K. & A. Wenkhaus ist ein typisches Beispiel für die Branchenstruktur der deutschen Textilrecycler. „Die 300 000 Tonnen Altkleider verteilen sich auf 120 bis 130 Sortierbetriebe", sagt Hans Löwer, Erster Vorsitzender vom Fachverband Textilrohstoffe in Karlsruhe. „Die Branche ist mittelständisch strukturiert, setzt zusammen zwischen 300 und 350 Millionen Mark um."

Nur einer schert aus: Ohanian. Herzstück seines Bad Oldesloer Altkleider-Imperiums, das etwa zehn Firmen umfaßt, ist die Soex-Textilvermarktungsgesellschaft mit Sortieranlagen in Bad Oldesloe, Lüneburg und Schwerin. 30 000 Tonnen Altkleider sortiert Soex jedes Jahr. Während die Konkurrenz-Betriebe höchstens einen Secondhand-Verkauf auf ihrem Firmengelände betreiben, langt Ohanian hin. In Deutschland betreibt er unter dem Label N + H 18 Läden, darunter vier in Hamburg. Hinzu kommen Geschäfte in Wien und Amsterdam, eine Kette mit 34 Läden in Frankreich.

Die Kleidung beschafft sich Soex über die Sortieranlagen und aus Nordamerika. „Nur fünf Prozent der Ware aus unseren Shops stammen aus deutschen Sammlungen, 70 bis 75 Prozent kommen aus Amerika, und der Rest ist Neuware", sagt Soex-Geschäftsführer Helmut Jahn. „Wir importieren jeden Monat 40 Tonnen gebrauchte Kleidung von dort." Lieferant ist die Heilsarmee, die in den USA und Kanada rund 4000 Kleiderläden betreibt. Was in diesen Läden keinen Käufer findet, wandert in den Export nach Deutschland oder Japan.

„Die Qualitäten aus den USA sind super", schwärmt Jahn. Und die US-Ware ist in der Regel ausgeflippter als Altkleider aus Deutschland. Uniformjacken, Opa- oder Holzfällerhemden und getragene Nylon-Trainingsanzüge, die in Deutschland zur Zeit der Renner sind, bezieht die Soex aus dem US-Markt.

Ohanian betreibt sein Geschäft seit 1984 in Bad Oldesloe. 1992 beteiligte sich die Essener RWE AG über ihre Textilrecycling-Tochter R + T, Leipzig, an Ohanians Unternehmen. Der Coup des Stromriesen lehrt die Branche das Fürchten. Löwer: „Da hätte das Kartellamt einschreiten müssen. Hinter Soex steht nun eine Kraft, die die ganze Branche kaputtmachen kann."

Löwer fürchtet, daß der Zusammenschluß nur der Anfang eines gigantischen Übernahmekarussells werden könnte. Den ersten Einkaufs-Bummel hat Soex dank des RWE-Kapitals bereits hinter sich: In Bassum bei Bremerhaven wurde die Efiba GmbH & Co. KG, mit 50 000 Tonnen größter Sammelbetrieb Deutschlands, übernommen.

Soex-Chef Jahn: „Wir wollen alle Bereiche besetzen, vom Sammeln über das Sortieren bis hin zum Recyceln." Nachdem mit Efiba ein Sammelbetrieb einverleibt wurde, führt Soex jetzt Gespräche zur Kooperation oder Beteiligung an Putzlappen-Schneide- und -Vertriebsfirmen.

Die Aufregung der Konkurrenz kann Jahn nicht verstehen. „Der Markt bietet Platz für viele. Lokale Sammler werden ihre Mengen weiterhin in ihrer Region finden." Wachsen will Soex vor allem durch das Finden zusätzlicher Menge. Bislang werden in Deutschland pro Jahr nur 300 000 Tonnen Altkleider, Schuhe oder Teppiche gesammelt. Möglich wären, so Jahn, zwei Millionen Tonnen. „Noch wandert zuviel in den Müll."

(Quelle: Hamburger Abendblatt 10./11.9.1994)

zu 7.1

Deutsche Exporte von "Bekleidung, -zubehör, Decken, und Spinnstoffe usw." 1992:[43]

EMPFÄNGERLAND:	Menge in TONNEN	Preis in 1000 DM	DM je Tonne
GESAMT	163.276	171.527	1.051
EG	115.624	97.417	843
NIEDERLANDE	43.590	31.635	726
BELGIEN/LUXEMBURG	30.468	25.534	839
ITALIEN	20.607	17.547	852
FRANKREICH	18.069	15.322	848
POLEN	12.930	11.070	856
CSFR	2.808	3.427	1.220
AFRIKA SÜDLICH DER SAHARA:			
GESAMT	9.122	22.387	2.454
TOGO	3.073	7.603	2.474
NIGERIA	1.481	3.730	2.519
BENIN	1.216	2.737	2.251
GHANA	1.199	2.759	2.301
GUINEA	396	1.042	2.631
SÜDAFRIKA	353	659	1.867
KAMERUN	234	941	4.021
GABUN	224	671	2.996
KENIA	220	414	1.882
ÄQUATO. GUINEA	169	257	1.521
SIERRA LEONE	167	381	2.281
TANSANIA	106	211	1.991
KONGO	74	160	2.162
ANGOLA	63	438	6.952
BISSAU	49	117	3.388
LIBERIA	44	94	2.136
MADAGASKAR	43	36	937
MOSAMBIK	14	140	10.000
RESTLICHES AFRIKA	1.224	1.463	1.195
AMERIKA GESAMT	2.117	5.552	2.623
ASIEN GESAMT	9.848	12.835	1.303
PAKISTAN	4.632	3.918	846
LIBANON	1.341	2.833	2.112
JORDANIEN	1.304	2.948	2.261
INDIEN	1.006	697	693

Die Zahlen des Statistischen Bundesamtes lassen Grundzüge des Marktes zu Tage treten. Da Belgien, Luxemburg, die Niederlande und Frankreich im Durchschnitt nur 799 DM je Tonne für die Waren aus Deutschland zahlten liegt der Schluß nahe, daß sie zumindest weitestgehend unsortierte Textilien übernahmen.

In Asien werden Unterschiede deutlich. In Indien ist die Einfuhr noch gebrauchsfähiger Altkleider verboten und daher dürften die dortigen Einfuhren hauptsächlich aus Lumpen, die man zur Rohstoffwiederverwertung nutzt, bestehen. Pakistan führt nach Aussage von Händlern nur billigste Ware ein. Folgerichtig lagen hier die Einfuhrpreise deutlich unter 1000 DM je Tonne. In Jordanien und im Libanon, wo weiterhin ein Altkleidermarkt existiert, betrugen die Einfuhrpreise dagegen im Schnitt bei 2186 DM je Tonnen.

Noch höher lag der Preis für die deutschen Altkleider, die nach Afrika verkauft wurden. Für diese erlösten die deutschen Exporteure durchschnittlich 2454 DM je Tonne. Dies weist darauf hin, daß die afrikanischen Staaten hauptsächlich sortierte für die Weiterverwendung gedachte Altkleider importierten.

---

[43] Quelle: Statistisches Bundesamt - Außenhandel 1992, Sparte 269.01, S. 112. Zur Berechnung der Zahlen vgl. Fußnote 38.

(Quelle: Der Deutschen alte Kleider, texte 3; Institut für Ökonomie und Ökumene, Südwind e.V., Siegburg 1994)

zu 7.? Das Ecolog-Projekt

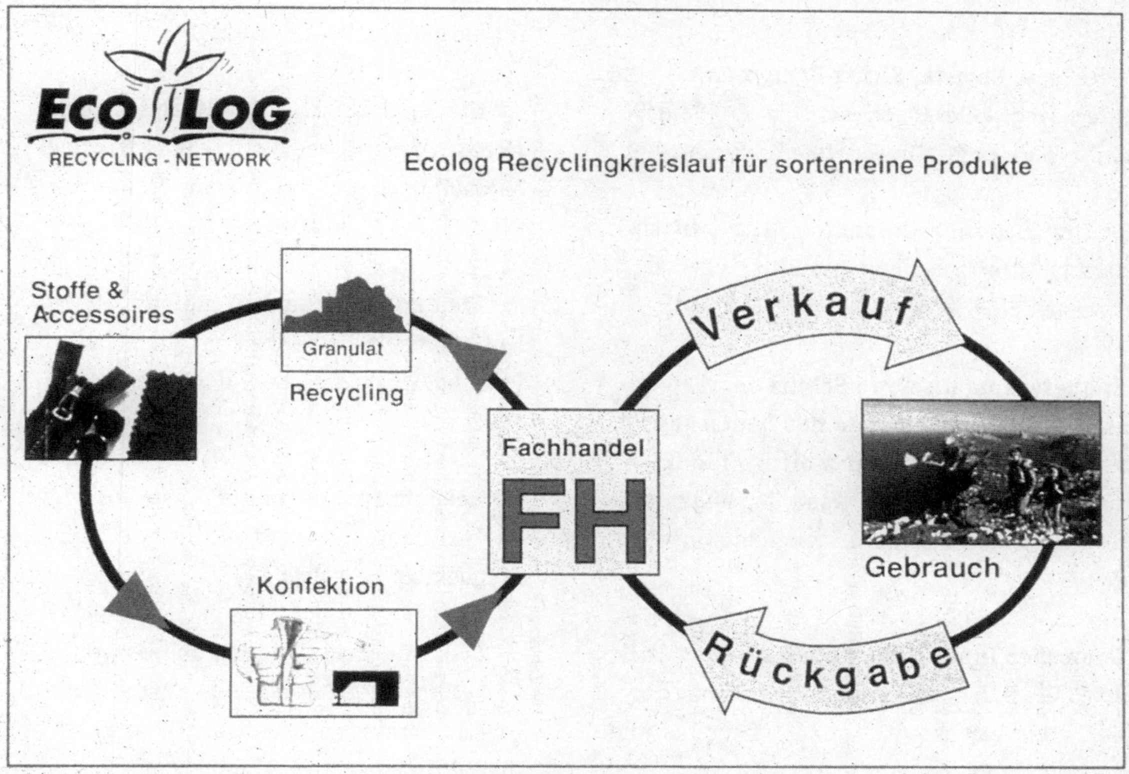

Kreislaufrecycling auf sortenreiner Basis

ECO LOG
RECYCLING - NETWORK

- ECOLOG garantiert die Rückführung dieses Produktes in den Recyclingkreislauf.
- Wenn Sie Ihr Bekleidungsstück nach vielen Jahren ausrangieren nimmt es Ihr ECOLOG Händler zum Recyceln zurück.
- So bereiten Sie Ihre ECOLOG Bekleidung auf die Wiederverwertung vor:
  - reinigen Sie das Bekleigungsstück vor der Rückgabe
  - entfernen Sie nachträglich angebrachte Fremdteile (z.B. Aufnäher)

ECO LOG
RECYCLING - NETWORK

ECO LOG
RECYCLING - NETWORK

- The ECOLOG sign is your assurance of 100 % Recycling
- Before recycling your old ECOLOG garment:
  - please clean it
  - please check all pockets for valuables
  - please remove any foreign objects, such as sew-on patches, you may have placed on the jacket
- ECOLOG: Our total commitment to the conservation of natural resources

Please return the old garment to your nearest authorized ECOLOG dealer, or send it to the vauDe distributor in your country

8. Anhang

Literatur

Becktepe, Christa, Strütt-Bringmann, Traude (Hrsg.): Der Stoff, aus dem die Kleider sind. Die Verbraucher Initiative e.V., Bonn 1990

Brunnig, Reinhard; Sommer, Birgit (Hrsg.): Kinderarbeit; terre des hommes BRD e.V., Osnabrück 1990

Enquête-Kommission »Schutz des Menschen und der Umwelt« des Deutschen Bundestages (Hrsg.): Verantwortung für die Zukunft. Wege zum nachhaltigen Umgang mit Stoff- und Materialströmen. Economica Verlag, Bonn 1994.

Deutsches Institut für Entwicklungspolitik (Hrsg.): Die Baumwollerzeugung afrikanischer Länder. Internationale Wettbewerbsfähigkeit und ökologische Probleme. Berlin 1989.

Erklärung von Bern für solidarische Entwicklung (Hrsg.): Erklärung von Bern: Kleider und Mode. Bei uns und in der dritten Welt. Zürich 1986.

GSF-Forschungszentrum für Umwelt und Gesundheit (Hrsg.): Textilien und Umwelt. Seminarband der Zentralen Informationsstelle Umweltberatung Bayern, Band 4, GSF-Bericht 17/1994, Oberschleißheim 1994.

Institut für Ökonomie und Ökumene, Südwind (Hrsg.): Der Deutschen alte Kleider. Schaden Kleider-Spenden der Zwei-Drittel-Welt, Siegburg 1994.

Loy, Walter: Ökotextilien – Modewort oder Zukunftschance? In Textilpraxis international 7/8 1993, S. 599 ff.

Mecheels, Jürgen: Körper – Klima – Kleidung, Grundzüge der Bekleidungsphysiologie. Schiele und Schön, Berlin 1991.

Misereor e.V. (Hrsg.): Sie halten die Fäden in der Hand. Vom Leben und Arbeiten der Frauen in Afrika, Asien und Lateinamerika. Materialien für die Schule. Aachen 1991

Niedersächsisches Umweltministerium (Hrsg.): Fraunhofer-Institut für Toxikologie und Aerosolforschung: Studie Umweltrelevante Textilhilfs- und Ausrüstungsstoffe. Hannover 1993

Rieländer, Michael: Kleidungsgifte – Leitfaden zum Umdenken bei einem hautnahen Problem. MZ-Verlag, Buchholz in der Nordheide 1992.

Rosenkranz, Bernhard; Castelló, Edda: Textilien im Umwelttest. rororo Sachbuch , Reinbek bei Hamburg 1993

Schmidt, Eva: Kleidung und Umwelt, Reihe Umwelterziehung in der Arbeitslehre, Unesco-Verbindungsstelle für Umwelterziehung, Umweltbundesamt, Berlin 1992.

Schmidt, Eva: (Hrsg.): Textilunterricht. Band 2: Materialkunde im Textilunterricht der Sekundarstufe I. Schneider Verlag, Baltmannsweiler 1989.

Schultz, Irmgard (Hrsg.): Globalhaushalt – Globalisierung von Stoffströmen – Feminisierung der Verantwortung. Forschungstexte des Instituts für sozialökologische Forschung, Verlag für Interkulturelle Kommunikation, Frankfurt 1993.

Verbraucherzentrale Baden-Württemberg e.V. (Hrsg.): Betrifft: Textilien – Ratgeber für Ihre Textilien. Stuttgart 1994

Wirtz, Hermann (Hrsg.): Der rote Faden. Baumwolle, Textilien und Bekleidung in der Weltwirtschaft. GEPA, Schwelm o. J.

Textil- bzw. Umweltberatungsstellen der Verbraucher-Zentralen

Verbraucher-Zentrale Baden-Württemberg e.V.
Paulinenstr. 47
70178 Stuttgart
Telefon (0711) 66 91-0

Verbraucher-Zentrale Bayern e.V.
Mozartstr. 9
80336 München
Telefon (089) 539 87-0

Verbraucher-Zentrale Brandenburg e.V.
Hegelallee 6-8, Haus 9
14467 Potsdam
Telefon (0331) 289 33 33

Verbraucher-Zentrale Berlin e.V.
Bayreuther Str. 40
10787 Berlin
Telefon (030) 21 90 70

Verbraucher-Zentrale Bremen e.V.
Obernstr. 38-42
28195 Bremen
Telefon (0421) 32 08 34

Verbraucher-Zentrale Hamburg e.V.
Große Bleichen 23
20354 Hamburg
Telefon (040) 35 00 14 85

Verbraucher-Zentrale Hessen e.V.
Reuterweg 51-53
60323 Frankfurt/Main
Telefon (069) 97 20 10-0

Verbraucher-Zentrale Mecklenburg-Vorpommern e.V.
Strandstr. 98
18001 Rostock
Telefon (0381) 493 98-0

Verbraucher-Zentrale Niedersachsen e.V.
Herrenstr. 14
30159 Hannover
Telefon (0511) 911 96-0

Verbraucher-Zentrale Nordrhein-Westfalen e.V.
Mintropstr. 27
40215 Düsseldorf
Telefon (0211) 38 09-0

Verbraucher-Zentrale Rheinland-Pfalz e.V.
Große Langgasse 16
55116 Mainz
Telefon (06131) 28 48-0

Verbraucher-Zentrale Saarland e.V.
Hohenzollernstr. 11
66117 Saarbrücken
Telefon (0681) 500 89-0

Verbraucher-Zentrale Sachsen e.V.
Bernhardstr. 7
04315 Leipzig
Telefon (0341) 689 30 41

Verbraucher-Zentrale Sachsen-Anhalt e.V.
Steinbocksgasse 1
06108 Halle
Telefon (0345) 500 83 22

Verbraucher-Zentrale Schleswig-Holstein e.V.
Bergstr. 24
24103 Kiel
Telefon (0431) 512 86

Verbraucher-Zentrale Thüringen e.V.
Wilhelm-Külz-Str. 26
99084 Erfurt
Telefon (0361) 642 28 51

Weitere wichtige Institutionen

Arbeitskreis Naturtextil e.V.
Haussmannstr. 1
70188 Stuttgart
Telefon (0711) 23 27 52

Bundesanstalt für Materialforschung und -prüfung (BAM)
Unter den Eichen 87
12203 Berlin
Telefon (030) 8104-3240

Bundesinstitut für gesundheitlichen Verbraucherschutz und Veterinärmedizin (bgvv)
Thielallee 88-92
14195 Berlin
Telefon (030) 83 08-0

Deutsches Institut für Entwicklungspolitik
Fraunhoferstr. 33-36
10587 Berlin

GEPA
Palstr. 20
58332 Schwelm

Gesamtverband der Textilindustrie in der Bundesrepublik
Deutschland – Gesamttextil e.V.
Frankfurter Str. 10-14
65760 Eschborn
Telefon (06196) 966-0

Gesamtverband der deutschen Textilveredelungsindustrie TVI-Verband e.V.
Schaumainkai 91
60596 Frankfurt/Main
Telefon (069) 633 02-0

GSF – Forschungszentrum für Umwelt und Gesundheit
Ingolstädter Landstr. 1
85764 Oberschleißheim

Ecolog Reycling-Network
Ecolog Reycling
Postfach
88060 Tettnang
Telefon (07542) 527 82

eco-tex consortium
Lindenstr. 9
50674 Köln
Telefon (0221) 21 92 07

Hohensteiner Textilforschungsinstitute
Schloß Hohenstein
74357 Bönnigheim
Telefon (07143) 271-0

Institut für Ökonomie und Ökumene – Südwind
Lindenstr. 58-60
53721 Siegburg

Misereor e.V.
Mozartstr. 9
52064 Aachen

Britta Steilmann
Friedrich-Lueg-Str. 10
44867 Bochum-Wattenscheid
Telefon (02327) 484

terre des hommes BRD e.V.
Postfach 4126
49031 Osnabrück

Andere Veröffentlichungen

- **Konsum im Spannungsfeld von Ökonomie und Ökologie**

  Unterrichtsmodell für die Sekundarstufe II
  Volker Brettschneider, Manfred Hübner
  Hrsg. von der Stiftung Verbraucherinstitut Berlin und der Verbraucher-Zentrale Nordrhein-Westfalen
  Berlin und Düsseldorf 1991

Zu den Themenbereichen »Verpackung - Verpackungsverordnung«, »Energie und Verkehr« sowie »ökologischer Konsum« werden ökologische Probleme im Zusammenhang von Produktion und Konsum dargestellt (Produktlinienanalyse). Im Hinblick auf ein umweltfreundlicheres Konsumentenverhalten wird immer wieder eine Lücke zwischen Umweltbewußtsein und Umweltverhalten beklagt. Die Veröffentlichung leistet zu dieser Diskussion einen Beitrag, indem sie Lösungsperspektiven diskutiert. Neben Sach- und Literaturhinweisen werden Vorschläge für unterrichtliche Realisationsmöglichkeiten aufgezeigt.

Umfang: 90 Seiten, davon 50 Seiten Unterrichtsmaterialien mit Schaubildern, Arbeitstexten, Checklisten usw.
Schutzgebühr: DM 15,—
Bestellnr.: A 125

- **Mehr Essen - Umwelt vergessen?**

  Ökologische Aspekte der Lebensmittelproduktion
  Verbrauchererziehung: praktisch 2
  Matthias Urbatzka
  Berlin 1993, Stiftung Verbraucherinstitut

Ökologische Gesichtspunkte der Lebensmittelproduktion und des Lebensmittelverbrauchs spielen derzeit bei der traditionellen Ernährungserziehung, wenn überhaupt, eine eher untergeordnete Rolle. Dies ändern zu helfen, ist das Anliegen des vorliegenden Materialbandes.

In den Lebensmittelabteilungen moderner Supermärkte stehen Verbraucher einem nahezu unüberschaubaren Angebot an Produktgruppen und Produktvarianten gegenüber. Hier zu wählen heißt in erster Linie, die eigene Interessenlage zu erkennen und umzusetzen. Wodurch aber kann eine solche Interessenlage bestimmt sein? Ist es allein der Hunger oder der Genuß? Zeigen gesundheitliche oder wirtschaftliche Bedenken eine Wirkung? Oder bestimmen gar ökologische Argumente die Produktwahl?

Umfang: 65 Seiten,
davon 20 Seiten Materialien
Schutzgebühr: DM 5,–
Bestellnr.: A 145

- **»Sanftes Reisen« lernen**

  Umwelt - Gesundheit - Konsum im Schullandheim

  Dokumentation eines Projekts und Unterrichtshilfe
  Hrsg. von der Stiftung Verbraucherinstitut, der Verbraucherzentrale NRW, dem Verband Deutscher Schullandheime und dem idis, Bielefeld 1994

Reisen gerät immer mehr in Verruf: Neben den ökologischen Schäden an der Landschaft und den immens gestiegenen Kosten sind auch die gesundheitlichen Risiken gewachsen. Grund genug, dieses Thema im Unterricht zu behandeln.

Dieser Band ist in drei Teile gegliedert. Nach einer fachlichen Darstellung der Problematik »Reisen« folgen klar gegliederte pädagogische Handlungsfelder für eine möglichst »sanfte« Klassenfahrt. Der Praxisteil zeigt auf, wie vielfältig, spannend und phantasiereich das Thema umgesetzt werden kann und dokumentiert zugleich sowohl die positiven als auch negativen Erfahrungen. Der Anhang mit Hinweisen zu Materialien, Adressen und Literatur dient Ratsuchenden als Hilfestellung für eigene Unternehmungen.

Umfang: 88 Seiten
Schutzgebühr: DM 15,—
Bestellnr.: A 151

Nachhaltiger Konsum - aber wie?

Dokumentation eines Workshops

Spätestens seit der Konferenz für Umwelt und Entwicklung in Rio de Janeiro steht fest, daß unser heutiges Konsumniveau weder weltweit übertragbar noch langfristig haltbar ist. Doch welche Modelle für die Zukunft gibt es? Was können, was müssen wir ändern? Nachhaltig, zukunftsfähig, sozial-ökologisch verträglich – dies sind Stichworte, mit denen die neue Richtung beschrieben wird.

»Nachhaltiger Konsum - aber wie?« unter diesem Motto diskutierten Mitarbeiter/innen aus Umwelt- und Verbraucherverbänden Konzepte zur nachhaltigen Entwicklung auf einem Workshop des Verbraucherinstituts im Juni 1994. Die Teilnehmer/innen entwickelten strategische und konzeptionelle Überlegungen zu zukünftigen Aufgabenfeldern für Umwelt- und Verbraucherverbände.

Die Dokumentation dieses Workshops enthält die Beiträge der Referenten und Aufsätze weiterer Autoren/innen, die Ergebnisse aus den Arbeitsgruppen des Workshops und die abschließenden Thesen der Veranstaltungsleitung.

Umfang: 137 Seiten
Schutzgebühr: DM 9,–
Bestell-Nr. A 157

Siegfried Sorglos und der Tapetenwechsel

Videofilm über den umwelt- und gesundheitsverträglichen Umgang mit Farben, Lacken, Holzschutzmitteln und Klebstoffen

Selber renovieren ist »in«. Doch der allzu sorglose Umgang mit Farben, Lacken, Holzschutzmitteln und Klebstoffen kann zu gesundheitlichen Problemen führen - und die Umwelt beeinträchtigen. Diese Belastungen lassen sich jedoch einfach und sehr effektiv verringern: durch die gezielte Auswahl schadstoffarmer Produkte, aber auch durch umwelt- und gesundheitsbewußtes Verhalten bei deren Anwendung.

Der Videofilm »Siegfried Sorglos und der Tapetenwechsel« zeigt in witzigen Szenen, wo Risiken beim Renovieren auftreten können und wie sie sich vermeiden lassen - dabei stehen die Reduzierung der Innenraumluftbelastung und der Sonder-) abfallmengen im Vordergrund.

Der Videofilm ist besonders für die Informations- und Öffentlichkeitsarbeit der Verbraucher- und Umweltberatung konzipiert und läßt sich sowohl in der Erwachsenenbildung als auch im schulischen Bereich einsetzen. Das Begleitheft enthält ein umfangreiches Glossar, das die entsprechenden Fachbegriffe ausführlich erläutert.

Umfang: Videofilm (20 Minuten) und
Begleitheft (38 Seiten)
Schutzgebühr: DM 28,–
Bestell-Nr. A 154

Kranke Umwelt - Kranke Menschen

Innenraumprodukte - Ernährung - Verkehr

Arno Todt, Eva-Maria Spitzmüller,
Peter Kolakowski, Hildegard Mackert
Berlin 1995, Stiftung Verbraucherinstitut

Der bislang häufig vernachlässigte Zusammenhang von Konsumverhalten, Umweltbelastung und Gesundheitsgefährdung wird in den Blick genommen und an den drei Beispielen Innenraumprodukte, Ernährung und Verkehr dargestellt und diskutiert:

Der Verbraucher belastet durch seine Konsumentscheidungen direkt und indirekt die Umwelt. Diese Umweltbelastungen jedoch wirken letztlich wieder auf den Verbraucher zurück, denn sie beeinträchtigen gleichzeitig auch die menschliche Gesundheit. In diesem Sinne ist der Verbraucher also zugleich Täter und Opfer.

An jedem der drei Beispiele wird dieser Zusammenhang entlang der Produktlinie dargestellt.

Ergänzt wird jedes Kapitel durch zahlreiche Graphiken und Abbildungen sowie durch eine ausführliche Literaturliste.

Umfang: 87 Seiten
Schutzgebühr: DM 19.-
Bestell-Nr.: A 153